食品衛生與安全

劉麗雲 編著

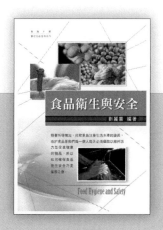

封面設計
實踐大學教務處出版組

出 版 心 語

　　近年來，全球數位出版蓄勢待發，美國從事數位出版的業者超過百家，亞洲數位出版的新勢力也正在起飛，諸如日本、中國大陸都方興未艾，而臺灣卻被視為數位出版的處女地，有極大的開發拓展空間。植基於此，本組自民國 93 年 9 月起，即醞釀規劃以數位出版模式，協助本校專任教師致力於學術出版，以激勵本校研究風氣，提昇教學品質及學術水準。

　　在規劃初期，調查得知秀威資訊科技股份有限公司是採行數位印刷模式並做數位少量隨需出版〔POD＝Print on Demand〕（含編印銷售發行）的科技公司，亦為中華民國政府出版品正式授權的 POD 數位處理中心，尤其該公司可提供「免費學術出版」形式，相當符合本組推展數位出版的立意。隨即與秀威公司密集接洽，雙方就數位出版服務要點、數位出版申請作業流程、出版發行合約書以及出版合作備忘錄等相關事宜逐一審慎研擬，歷時 9 個月，至民國 94 年 6 月始告順利簽核公布。

執行迄今逾 4 年，承蒙本校謝董事長孟雄、謝校長宗興、王教務長又鵬、藍教授秀璋以及秀威公司宋總經理政坤等多位長官給予本組全力的支持與指導，本校諸多教師亦身體力行，主動提供學術專著委由本組協助數位出版，數量將近 40 本，在此一併致上最誠摯的謝意。諸般溫馨滿溢，將是挹注本組持續推展數位出版的最大動力。

　　本出版團隊由葉立誠組長、王雯珊老師、賴怡勳老師三人為組合，以極其有限的人力，充分發揮高效能的團隊精神，合作無間，各司統籌策劃、協商研擬、視覺設計等職掌，在精益求精的前提下，至望弘揚本校實踐大學的校譽，具體落實出版機能。

實踐大學教務處出版組　謹識

2010 年 10 月

目　次

第一章　緒論

1-1 食品衛生的定義

　　世界衛生組織（World Health Organization；縮寫 WHO）在 1956 年環境衛生專門委員會報告中，對食品衛生作如下定義：

　　" 'Food Hygiene' means all measures necessary for ensuring the safety, wholesomeness and soundness of all stages from its growth, production, or manufacture until its final consumption."（食品衛生是指自食品原料的生長、生產，或製造至最終消費的全部過程，為確保食品的安全性、健全性及完全性等必須檢測與管理的所有措施）。

　　為了確保食品的衛生安全，自植物的栽培、動物的養殖開始，在食物的生產階段，食品的加工、調理等製造階段，貯藏、搬運、陳列、販售等流通階段，以及攝取等消費階段全部過程，必須進行適當的衛生管理，衛生上的危害未發生前即予以防止，以確保食品的安全性。

　　食品從原料階段所經過之過程，以及可能影響其衛生品質的因素圖示如下：

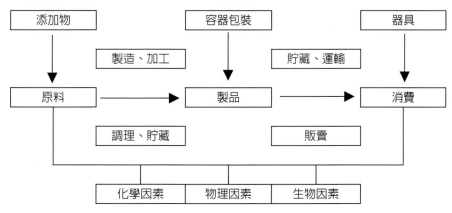

圖 1-1　影響食品衛生品質之因素

1-2　食品與健康

　　「健康的生活」是任何時代人類共通的最基本意願，也是基本權利之一。國民享有健康權，政府負有保障國民健康的責任。世界衛生組織（WHO）憲章（1946年）的前文記載"Health is the state of complete physical, mental and social well-being, and not merely the absence of disease or infirmity."，宣示人類追求健康，不僅免於病害困苦，同時也要顧及生理及心理的健康及社會安寧等各種層面，實具有意義深長的理念。

　　與食品的攝取有關的健康障礙，可分為（1）攝取的食品的質與量，在營養學上不適當時引起的健康障礙。（2）攝取的食品中含有的有害因子引起的健康障礙。前者是營養學上的問題，後者是食品衛生學研究的主要對象。

1-3　食品衛生的課題

　　從前的食品衛生，重點放在調理場所或調理器具的衛生，以及最終消費階段的衛生，然而，現在的食品衛生更增加了食物的生產階段所使用的農藥、飼料添加物，食品的製造、加工階段所使用的食品添加物，以及環境污染物質的混入、黴菌毒素的污染等問題，這些問題大多在食品最終消費以前的階段發生，成為食品衛生上的新課題。為確保食品的安全性，吾人對以下食品衛生上的新課題，必須要瞭解，並且預防危害的發生。

1. 農畜漁業的生產形態發生顯著的變化：在食物的生產過程，大量使用農藥、飼料添加物等化學物質，結果致使食品材料含有毒物質的機會增加。

2. 食物、飼料的自給率降低，而國外進口的依賴度增加：因此在食品衛生上受國外的影響也跟著增加。

3.食物的大量製造、大量供給方式已成為現代的趨勢，並且依賴加工食品及外食的程度也增加：因此在食品的製造、流通、供給過程一有過失時，則容易發生大規模的危害。

4.農畜水產品的生產環境受公害等污染：引起食品衛生問題的發生。

1-4　食品衛生安全的指導原則

由於食品衛生安全的問題也是國際間共同的問題，因此世界衛生組織（World Health Organization，簡稱 WHO）提出了一個促進食品安全的指導原則，並以神殿式的結構圖來加以強調說明（圖 1-2）。

在此圖中，享受更安全的食品是共同追求的最高目標，因此刻於神殿的屋頂，但欲達成此目的，則在屋簷醒目處強調共同分擔責任（shared responsibility）。至於在此基座處，則更加強調追求食品安全是全國整體的承諾（national commitment）。所以整個神殿便是由政府（government）、工商業者（industry / trade）以及消費者（consumer）三大力量共同支撐起來的穩固結構。在政府方面所需分擔的責任包括：一、執行食品法規；二、蒐集資訊並研究；三、對業者及民眾的宣導教育；四、提供相關健康照護。由於促進食品安全的基本原則，在各先進國家及許多國際組織中均強調係一產、製、銷整體的努力，注重從農場至餐桌（from farm to table）每一環節的安全管理，因此有關政府所分擔責任的第一項工作——執行食品法規，就不是僅由衛生機關去執行食品衛生法規而已，而是有賴農業、環保、工商等相關機構，各自依據其所主管的法規落實執行，才可使食品業者遵循各種規定，負起應盡的責任。此種主張與衛生署多年來一向強調要注重「源頭管理」的精神是完全一致的。

至於業者所應分擔的責任有：一、生鮮原料的生產及運銷必須有良好的規範；二、加工食品須建立品質管制及品質保證的措施；三、處理過程及加工技術必須適切；四、僱用的管理階層及工作人員必須訓練有素。由

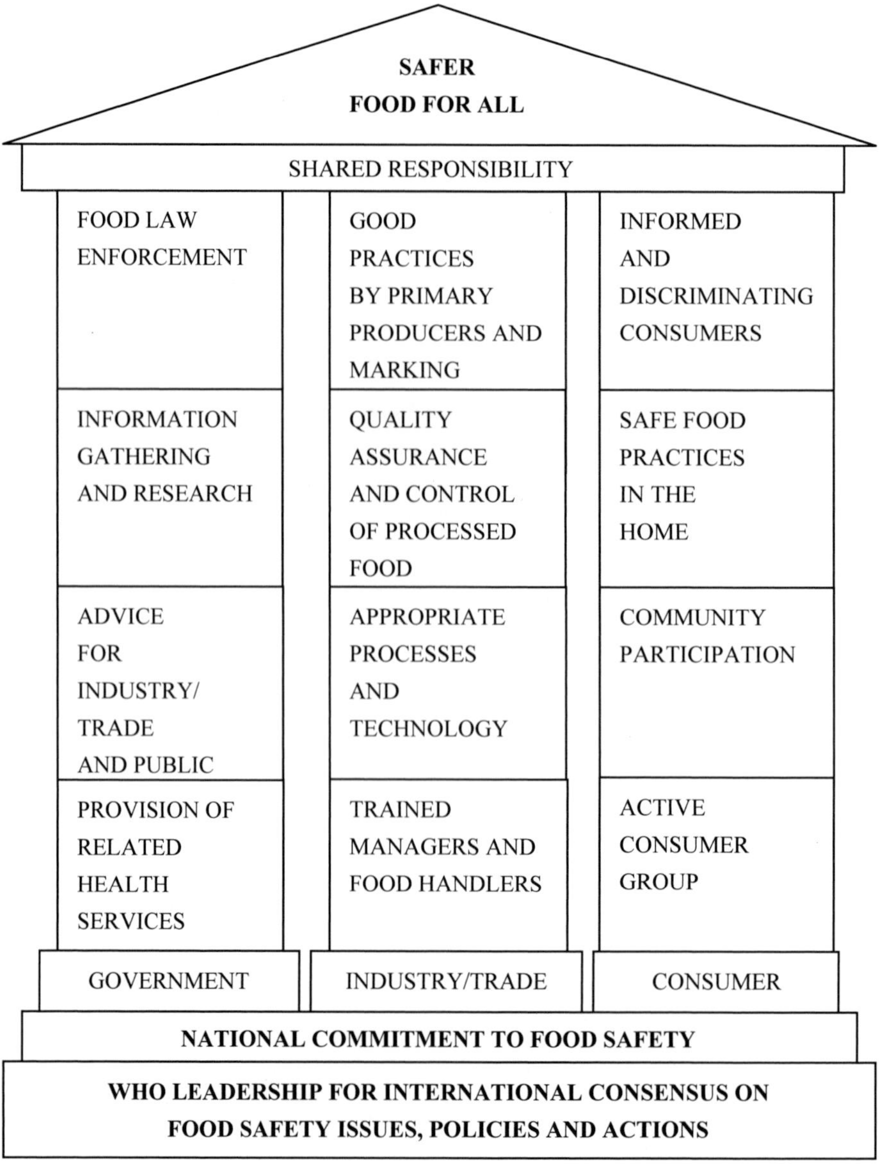

**SAFER
FOOD FOR ALL**

SHARED RESPONSIBILITY

FOOD LAW ENFORCEMENT	GOOD PRACTICES BY PRIMARY PRODUCERS AND MARKING	INFORMED AND DISCRIMINATING CONSUMERS
INFORMATION GATHERING AND RESEARCH	QUALITY ASSURANCE AND CONTROL OF PROCESSED FOOD	SAFE FOOD PRACTICES IN THE HOME
ADVICE FOR INDUSTRY/ TRADE AND PUBLIC	APPROPRIATE PROCESSES AND TECHNOLOGY	COMMUNITY PARTICIPATION
PROVISION OF RELATED HEALTH SERVICES	TRAINED MANAGERS AND FOOD HANDLERS	ACTIVE CONSUMER GROUP
GOVERNMENT	INDUSTRY/TRADE	CONSUMER

NATIONAL COMMITMENT TO FOOD SAFETY

WHO LEADERSHIP FOR INTERNATIONAL CONSENSUS ON FOOD SAFETY ISSUES, POLICIES AND ACTIONS

圖 1-2　世界衛生組織對促進食品安全所提出的指導原則

以上列出的業者責任可以明顯地看出，世界衛生組織認為業者必須注意全面的品質管制，無論是硬體、軟體、人員、物品、原料、過程，都必須加以管制。此種全面品管的要求，就是衛生署一再強調的「自主管理」，而實質上也是各先進國家對其食品業者所要求的「良好作業規範」（good manufacturing practices，簡稱 GMP）。不過，近年來無論是美國、歐盟、日本、紐澳等國，更積極地推動了另一項專門針對確保食品安全所採行的措施——危害分析重要管制點（hazard analysis critical control point，簡稱 HACCP），要求食品業者依下述七項要件來執行其管制工作：一、鑑定危害並分析其嚴重性；二、確立過程中的重要管制點；三、針對重要管制點設定管制界線；四、實施重要管制點的監視措施；五、設定偏離管制界線時的矯正行動；六、建立完整的紀錄體系；七、建立全系統的確認措施。此種 HACCP 的管制方式，基本上是建立在「產品責任」的架構上，也就是我國消費者保護法所說的企業經營者應確保其提供之商品或服務，須對消費者無安全或衛生上之危險。根據瞭解這些國家將 HACCP 的要求納入其法規之中，不但其業者必須遵行，甚至其他國家製造的進口食品也同樣必須實施 HACCP 才能順利通關進口。這種情勢的發展，值得我們注意。世界衛生組織同時也強調消費者對促進食品安全負有責任：一、消費者個人須具備知識並能切實力行實踐；二、注意家中調理食物的安全措施；三、參與社區活動；四、組織消費者保護團體。由以上四種責任來看，消費者個人必須正確地作到安全的食品消費行為，再進而照顧家庭，推廣至社區，最後組成團體，積極分享食品安全的正確觀念給全國所有的民眾。當然，在消費者的活動中，自然可以對違規的食品業者產生嚇阻的力量，同時也成為政府的諍友，共同為食品安全而努力。由於我國的工商業一向以中小企業為主，具有規模的食品業實在數目有限，因此大部分的食品業者對於品質管制的觀念並不深入，另一方面，許多消費者對食品衛生安全的要求不若食品價格、口味、外觀等特性的講究，同時又不對業者追究確保產品衛生安全的責任，而衛生機關有限的支援又常被要求以抽驗市售產品的方式來執行管理工作，以致許多違規的產品仍有生存空間。針對此種情況，衛生署近年來一直強調以源頭管理、自主管理等觀念來輔導食品業者

提昇水準，以減少衛生機關不必要的抽驗；在另外一方面，衛生署也以專案計畫的方式來補助地方衛生局推動「食品衛生義務輔導員」（志工）的工作，以便將各地熱心人士組織起來，協助各衛生推動宣傳教育及執行市場監視的工作。目前，衛生署更完成了「食品衛生管理法」修法，將外國執行有年的 GMP 制度及正在推動中的 HACCP 要求納入規範，俾便以積極的事先預防來取代消極的產品檢驗。因此期望在不久之後，公共衛生界奉為最高指導原則——「預防重於治療」能夠被食品業者普遍接受，使得我國食品業者的水準與先進國家並駕齊驅，而國內的民眾將可享受到更衛生、更安全的食品。

1-5　衛生管理相關機構及其權責關係

　　依據食品衛生管理法第九條規定：食品衛生管理的主管機關：中央為行政院衛生署；在直轄市為直轄市政府；在縣（市）為縣（市）政府。現行衛生管理有關機關與職掌（見下圖）：

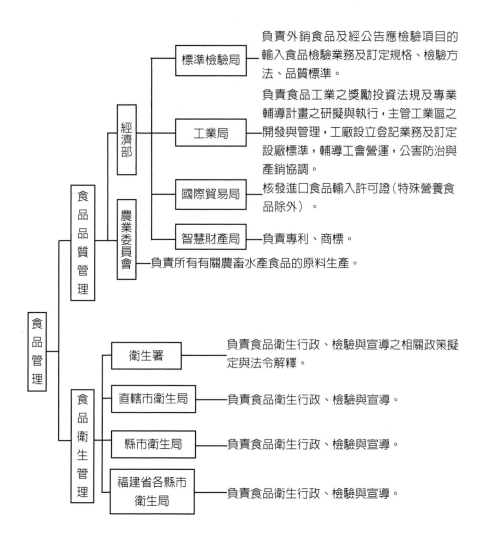

圖 1-3 現行衛生管理有關機關及職掌

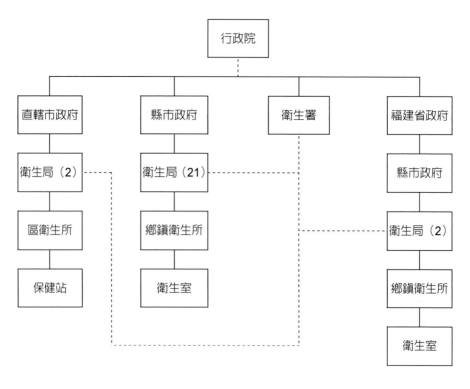

　　　　　　　直屬機關

　　　　　　　業務關係

圖 1-4　現行衛生行政體系

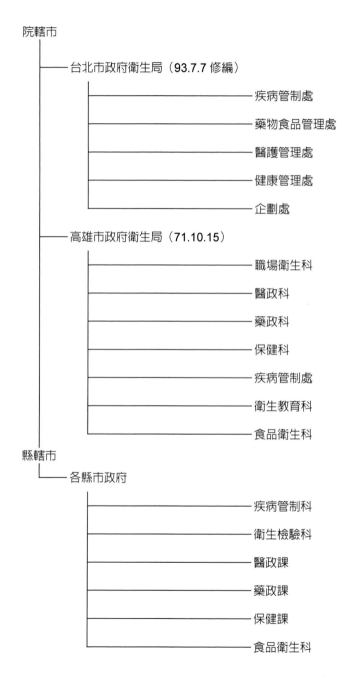

圖 1-5 各衛生局組織編制

1-6 我國食品藥物管理局的權責及我國食品衛生安全的未來

　　隨著時代的進步，食品加工的技術高度化、多樣化，加工程度增加，加工食品的攝取率也增加。據推測，在遠程的將來，動植物食品素材，有可能以工業方法大量生產，因此食品的衛生觀念也會跟著改變。產、官、學等三方皆必須正視下列問題：

　　1.食品危險性的增加。

　　2.環境衛生、道德與科技的重要性增加。

　　3.健全飲食生活的重要性增加。

　　我國食品藥物管理局於 2010 年元月 1 日正式成立，其主要任務與編組如下圖。

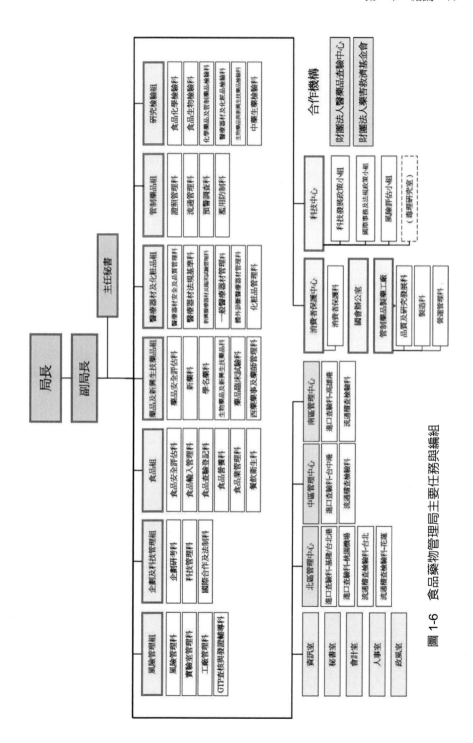

圖 1-6　食品藥物管理局主要任務與編組

問題與討論

1. 要確保食品安全性應注意哪些項目？
2. 試述世界衛生組織（WHO）對促進食品安全所提出之指導原則。
3. 世界衛生組織（WHO）主張以責任分擔之方式來促進食品安全，試說明應由誰負責？如何落實？
4. 試述食品衛生之定義。
5. 試述食品藥物管理局之主要任務為何？

第二章　毒性與安全性評估

2-1 毒物與毒性（Poison and Toxicity）

　　研究化學物質與生物系統相互作用的科學是毒物學（toxicology），毒物學的研究對象原先係以有毒物質對生物體的急性（acute）作用或是短期（short-term）飼養試驗中所呈現的作用為主。最近更進展到以低劑量的化學物質長期（long-term）飼養試驗動物，在長達其一生的時間內，觀察研究其作用與結果。動物的飼養試驗結果顯示，任何化學物質，如長期多量攝取時或多或少均會呈現毒性作用。例如氧氣和水對生物而言是必需的物質，但是過量的氧氣或是水，對生物仍然有危險性。健康的成人呼吸純氧可耐 3 小時以上而不產生任何不適症狀。但是繼續在 1 大氣壓氧氣下呼吸，或是在 2-3 大氣壓氧氣下，短時間便對眼睛有害，例如產生瞳孔散大（mydriasis）、視網膜血管收縮、中央視覺損害等傷害。並非任何化學物質的作用對生物體均有害，可逆性作用的有害性特別低。毒物學家最關心的是非可逆性作用產生的毒害，且因所有的化學物質均可能產生毒性作用，因此實用上常以可能產生顯著的有害性作用的攝取量（劑量）為基礎，用以區別毒性化合物（毒物）與非毒性化合物。每一個人都認為氰化鉀（KCN）是毒物，或是有毒物質（poison）。食鹽（NaCl）對高血壓病人顯然是有害的，但很少人把它視為有毒物質。依據美國工業化學會的定義，每次以 50 mg/ kg B.W. 採口服方式餵食體重為 200-300g 的大白鼠（rat）10 隻以上，在 48 小時內使其半數以上死亡的物質便是有毒物質。因為毒性作用的指標很難客觀的設定，因此非以致死作用測定不可。統計學上最可信賴的致死量為半數致死量（LD_{50}），最可信賴的致死濃度為半數致死濃度（LC_{50}）。絕對毒性係指使動物致死的量或是使動物致死的濃度的絕對值的倒數，可用 $1/ LD_{50}$ 或 $1/ LC_{50}$ 表示之。

　　毒性試驗的主要項目包括下列四項：

(1)急性毒性試驗

(2)生化學試驗

(3)慢性（長期）毒性試驗

(4)特殊毒性試驗（包括繁殖試驗、畸胎性試驗、致癌性試驗、突變原性試驗、局部刺激試驗、過敏性試驗等）

2-2　急性毒性（Acute Toxicity）

　　急性毒性試驗係以測定動物一次攝取或注射檢試物後產生的作用為主。毒物學的基礎在於用量（劑量）與作用（反應）的關係，如圖 2-1。由於這個用量與作用的關係曲線在 20%-80%作用區域為直線，且因在超出此區域時再現性較差，Revan 便提出 LD_{50}（半數致死量），亦即能使試驗動物的 50%致死的劑量（用量）的概念，通常以 mg（化合物）／kg（動物體重）的單位表示之。這一個數值受試驗動物物種、攝取量或進入體內的方式、性別以及動物的營養狀態等因素的影響，因此所得結果必須註明試驗時的詳細條件與因素。LD_{50} 是定量性的，因此可以大略的比較已測定過的化合物 LD_{50} 而判斷其急性毒性，且可決定其作慢性毒性試驗時的劑量（用量）的依據以及臨床症狀的觀察指引。

　　毒性高的物質在此試驗階段便可刪除，當然這些物質不可能存在食品添加物或食品中。

　　目前最常用的 LD_{50} 計算法，為 van der warden 檢討 Behrens-Kaerber 法改良的方法。

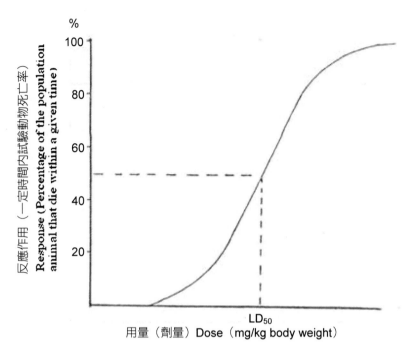

圖 2-1　劑量（用量）與反應（作用）關係

　　茲簡單介紹口服急性毒性試驗法（Acute oral LD_{50} study）如下：

◎口服急性毒性試驗法（Acute oral LD_{50} study）

　　單一劑量口服急性毒性試驗的目的為測試試驗物質經單一劑量餵食試驗物質後（包含 24 小時內完成的多次餵食），對哺乳類動物之急性毒性影響，包括檢測其在體內毒理特性之量與質的任何改變，此試驗結果有助於重複劑量毒性試驗時劑量範圍之選擇，同時可顯示該試驗物質的目標器官與遲發之毒性，並瞭解餵食試驗物質過量可能引發之急性毒性。

1.動物品種及性別

　　常用鼠或鼷鼠之囓齒類，須包括雄、雌兩性，雄、雌性動物的數量須相同，動物給與試驗物質之週齡為 5-6 週（說明 1）。

2.動物數量

　　囓齒類動物每劑量組使用至少 10 隻（5 雄、5 雌）之動物。

3.試驗物質給與途徑

　　一般採用胃管經口餵食（gavage），一次餵食（說明 2）。

4.劑量範圍

　　劑量範圍須包含不會產生不良作用及足以顯示毒性症狀（造成死亡）之劑量。此外，還要包括溶劑對照組、及／或空白對照組。若試驗物質毒性很低，則以試驗物質技術上可給與之最大劑量進行測試或進行急性極限測試（說明 3）。

5.觀察

(1)一般試驗觀察期為 14 天，每天觀察動物至少二次，以確定死亡情形。

(2)每天觀察試驗動物的臨床症狀一次以上，記錄試驗動物顯示的毒性症狀，包括死亡率、臨床毒性症狀（嚴重程度）、發生時間、持續的時間及中毒後的復原性，並瞭解毒性症狀與劑量及時間的關係。

(3)在觀察期間死亡的動物及試驗終結存活的動物均須進行解剖和肉眼病理檢查。

(4)若試驗需要，所有肉眼可觀察到有病變的器官與組織均須進行組織病理檢驗。

說明：

1. 若具有初步單一劑量毒性試驗或短期重複劑量毒性試驗的試驗結果，且其劑量範圍及臨床觀察已被確定，則可刪除非囓齒類動物的單一劑量毒性試驗。

2. 囓齒類動物，口服給與試驗物質若採強迫餵食方式，餵食前動物須經過特定時段的禁食，而餵食之體積應在 10mL/kg 動物體重以下，若餵食體積過大，可採多次餵食方式，但須在 24 小時內完成。

3. 若試驗許可，依不同劑量所產生的死亡率或毒性症狀估算致死劑量。
急性極限測試（Acute limit test）採取口服一次給與試驗物質 5g/kg 動
物體重。

　　試樣分級給與試驗動物群時，隨著給與量的增加，死亡率也增高，如
以座標橫軸表示給與量，縱軸表示死亡率時，理論上兩者之關係應成為 S
字曲線。以對數表示給與量時曲線在死亡率 50%的位置向橫軸所畫垂直線
把斜線部分分成為二個對稱部分，且面積相等（如圖 2-3）。實際上曲線
為如圖 2-2 的給與量對應的折線，在橫軸上求垂直線與折線所圍成的二部
分面積恰相等的點便求得 LD_{50}。

　　從科學的觀點而言，毒性始終都是相對的數量，只有能與其他物質相
互比較才有其意義。因此有必要把毒性分級分類，然而以毒性試驗的致死
量為指標的急性毒性，也只有與差距較大的物質比較才有實用價值。

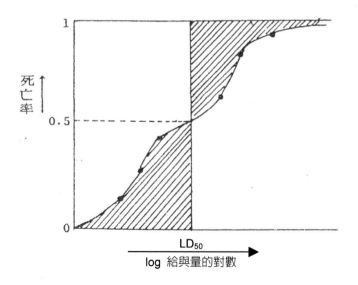

圖 2-2　LD_{50} 計算折線圖

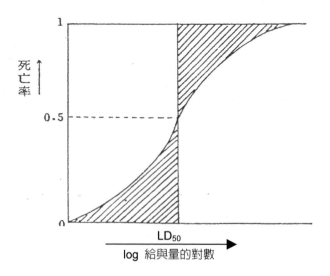

圖 2-3　LD$_{50}$ 計算理論曲線圖

表 2-1　急性毒性分級表

毒性級數	毒性敘述用詞	Rat 每次口服的 LD$_{50}$（mg/kg）	Rat 吸入 4 小時致死濃度 ppm（2-4/6 隻）	Rabbit 皮膚塗抹的 LD$_{50}$（mg/kg）	推定人的 LD$_{50}$ 值
1	猛毒	＜1	1-10	＜5	1 grain（0.07g）
2	劇毒	1-50	10-100	5-43	4 mL
3	毒	50-500	100-1,000	44-340	1 ounce（30g）
4	弱毒	500-5,000	1,000-10,000	350-2,180	1 pint（0.47 L）
5	微毒	5,000-15,000	10,000-100,000	2,820-22,590	1 quart（0.95 L）
6	實際上無毒	＞15,000	＞100,000	＞22,000	＞1 quart

表 2-2　常見化學品的半數致死量（LD_{50}）

化學品名（compound）		LD_{50}（mg/kg rat body weight）
氰化鉀	（Postaasium cyanide）	10
二甲基亞硝胺	（Dimethylnitrosamine）	30
四乙基鉛	（Tetra ethyl lead）	35
丙烯腈	（Acrylonitrile）	80-90
鉛	（Lead）	100
三氧化砷	（Arsenic trioxide）	140
滴滴涕	（DDT）	400
苯巴比妥	（Phenobarbital）	660
阿斯比林	（Aspirin）	1,500
氯乙烯	（Vinyl chloride）	＜1,500
食鹽	（Table salt）	3,000
苯乙烯	（styrene）	＜5,000

表 2-3　依據半數致死量（LD_{50}）的危險性物質分類

	a （mg/kg）	b （mg/kg）	c （mg/L/4h）
劇毒（very toxic）	＜25	＜50	＜0.5
毒（toxic）	25-200	50-400	0.5-2
弱毒（Harmful）	200-2,000	400-2,000	2-20

a：大白鼠經口攝入（LD_{50} Absorbed orally in rat）

b：大白鼠或兔表皮吸入（LD_{50} percutaneous absorption in rat or rabbit）

c：大白鼠呼吸吸入（LD_{50} Absorbed by inhalation in rat）

2-3　慢性毒性（Chronic Toxicity）

　　以很少量的物質飼育某一種動物一生的時間中所產生的有害作用即慢性毒性，這些作用可能顯現在人類的條件狀況是大家所關心的。由於慢性毒性試驗所採用的是較低劑量的飼育試驗，自然比急性毒性試驗較難觀察得到其作用結果。Weil 與 McCollister 曾檢討過短期（short-term）與長

期（long-term）飼育試驗的結果間的關係。他們以 90 日的結果推估二年的飼育試驗結果。從 33 種物質的試驗結果予以定量性的比較，發現除了膽鹼酯酶抑制劑（cholinesterase-inhibitor）以外，其餘的物質均可以 90 日短期試驗結果外插到二年，且其可信賴度也沒有問題。但即使有二年的飼育結果，也需要具有經驗的毒物學家來做最後的判斷與安全性評估。若動物的生存期間延長，自發性的腫瘍也隨著增加，因此在飼養 18～24 個月發現的自發性腫瘍最多，如圖 2-4。

　　對某一劑量的反應，常以試驗組（test group）與對照組（control group）的腫瘍發生數的差異表示之。此一差異要使其在統計學上有意義，對照組與試驗組的動物數均要達到大數目才可，如此即試驗費用與實際困難便相對增加。

　　同時為了確定所呈現的結果為被試物質所造成，對於被試物質的純度應有精確的瞭解，尤其是應避免有如金屬類、殺蟲劑、亞硝胺、多環碳氫化合物、黃麴毒素，以及藥品等污染物及不純物的存在以致影響其試驗結果。

　　雖然有時候確有必要以較接近實際狀況的市售品為試驗對象，例如某些國家以塑膠粉為試驗材料，而不以塑膠製品中的個別成分化合物為試驗材料。但市售品的純度品質常隨批而異，其試驗結果是否具有代表性也值得考慮。

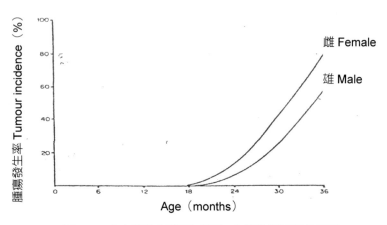

圖 2-4　大白鼠生存期間（月）自發性腫瘍發生累計

慢性毒性除了特殊毒性以外，常以最大無作用量（NOEL, no observable effect level）表示。因此慢性毒性試驗除了試驗動物長期攝取化學物質之後的反應以外，主要的目的在於測定其無作用量，並據以推定每日攝取安全容許量（ADI, acceptable daily intake），其推算式如下：

$$ADI = NOEL \times \frac{1}{10} \times \frac{1}{10}（安全係數）$$

安全係數係考慮試驗動物的品種差異，以及個體差異而設定，通常以 $\frac{1}{100} \sim \frac{1}{250}$ 計算，但不採用比 $\frac{1}{100}$ 大之係數值。

ADI 為決定食品添加物使用量的重要依據。

2-4　致癌性（Carcinogenicity）

癌症一直是我國十大死亡原因之首，人類致癌原因最主要的因素被認為是來自生活環境。經過多年的研究，發現有很多化學物質具有致癌性。Cook 等人證實 Benzo（a）pyrene 為致癌物，截至目前為止已有無數的化學物質被證實為致癌物。致癌物不限於人工合成的化學物質，很多致癌物也存在於天然物中。

依據 WHO Tech. Rep. Ser. 426（1969）之報告，對致癌性的意義有如下之定義：

(1)發現的癌症型態為對照組所沒有的

(2)雖然對照群也發生，但試驗群的發生率較高

(3)發現有腫瘍的臟器及組織之種類比對照群多

(4)處理群與對照群的發生率雖然沒有差異，但處理群在較早期發現其致癌性，但是以此標準認定有致癌性的物質，全部視為有致癌性物質而同樣處理似乎不妥。因為這些物質中有性質全然不同的，也有活性差異很顯著的。

目前對致癌機轉雖然還有許多不清楚的地方，但以動物的長時間飼育，致癌率提高，或是使致癌時間提早的物質，大體上可分為下述三類：

一、一級致癌物

試驗物質（檢試物）或其代謝物作用於標的細胞的遺傳因子使其癌化的情形，亞硝化物（Nitroso compound）、多環芳香烴（polyaromatic hydrocarbon）、烷基化劑（Alkylation agent）等古典致癌物質全部包括在一級致癌物內。

二、二級致癌物

試驗物質的作用使生物體的某一局部細胞容易癌化條件的情形，有些具有荷爾蒙作用的物質，會使生物體內內分泌環境呈現不規則的物質屬於此類。

例如以硫脲（thiourea）長期飼養大白鼠（rat），其甲狀腺的腫瘍發生率便提高。據此判定其致癌性為陽性。但是硫脲本身對甲狀腺的作用僅僅是阻礙濾泡細胞內的激素（賀爾蒙）的生體合成，亦即 T_3（Triiodothyronine）、T_4（Thyroxin）的生成受到阻害。腫瘍的產生係因血中 T_3、T_4 濃度的降低，腦下垂體分泌多量的甲狀腺激素（TSH）而引起，亦即甲狀腺的濾泡細胞受了 TSH 持續性的刺激，產生高頻率的細胞分裂時，可能使細胞腫瘍化比正常時更容易發生。

另一方面，抑制免疫作用的物質亦屬於二級致癌物，可是多數的免疫抑制物質亦可作用於 DNA，如此便應視為具有一級致癌物的性質。

三、致癌促進劑

依據致癌二階段學說，癌症的發生有引發（Initiation）及進展（promotion）兩個過程。前者為引發正常細胞的癌性變化過程，具有這種作用的物質稱為引發劑（Initiater）。後者為癌性化細胞增殖的過程，具有這種作用的物質稱為促進劑（promoter）。

理論上，只有 promoter 的作用應該不會致癌，但是生物體中如已存在癌細胞，promoter 的作用便會使其增殖。例如遺傳本質上容易產生肝癌的小白鼠（mouse），由於其肝臟組織中存在有癌性化的肝細胞，並不需要故意給與致癌物，僅以苯巴比妥（Phenobarbital）等 promoter 的作用便可

使試驗動物比對照群更早產生肝癌。同樣的情形也可對其他自然產生的腫瘤發生。

　　無論是一級致癌物、二級致癌物、或是致癌促進劑，依據上述的 WHO 的定義，均可說具有致癌性，但是其生物學上的意義全然不同。特別值得一提的相異處是，一級致癌物的作用為非可逆的，而其餘兩種的作用本質上是可逆的。因此在安全上應以不同的標準來處理較為合理。

　　這些物質均以致癌物質概括之，但致癌物質中有如黃麴毒素 B_1（Aflatoxin B_1）等非常強力的，也有如 BHA 等極為微弱的，其作用的強弱相差幾萬倍甚至達幾十萬倍，因此概括的視同為致癌物質，在科學上不能說是正確的。特別是藥品或是食品添加物，必須同時考慮其功用後才能給予適當的評價。

　　就如上述的，致癌性的強弱相差很大，因此美國的 Dr. R. A. Squire 提出定量的方法評估致癌性，亦即以 100 分滿分制計算動物試驗時呈現致癌性物質的分數。評分的項目有 A、B、C、D、E、F 等六個項目，如表 2-4。將各項評分後再加總計算其總分數，並依據表 2-5 把致癌性的強度分為 I、II、III、IV、V 等五級。I 級及 II 級屬於需要立即加以管制的，III 級可有條件予以使用，IV 級及 V 級屬於不需要立即採取管制措施。依 Squire 的方法把已知的致癌物質加以分級其結果如表 2-6 所示，最強的致癌物質 Aflatoxin B_1 為 100 分，亞硝胺的代表性化合物 Dimethylnitrosamine 為 95 分，兩者均列入 I 級。較弱的 DDT, Saccharin 為 31～36 分，歸入不需立即採取管制的第 V 級，最近發現有問題的溴酸鉀（$KBrO_3$）列入第 II 級，有相當強的致癌性，BHA 為第 IV 級。

表 2-4　致癌物質分級法

因素	分數
A 受到影響的動物種類	
兩種或兩種以上	15
一種	5

B 所造成腫瘤（在組織發生學上）的類型數	
三種或三種以上	15
兩種	10
一種	5
C 對照組試驗動物腫瘤的自然發生率	
小於 1%	15
1%～10%	10
10%～20%	5
大於 20%	1
D 累積口服劑量／kg／日／二年	
少於 1μg	15
1μg～1mg	10
1mg～1g	5
多於 1g	1
E 所造成腫瘤的惡性率	
大於 50%	15
25%～50%	10
少於 25%	5
沒有惡性腫瘤	1
F 是否有遺傳毒性（突變原性）	
確定有	25
可能有	10
確定沒有	0

表 2-5　致癌物的分級與分數

總分	致癌物級數	立即採管理對策之需要性
86-100	I	+++
71-85	I	+++
56-70	III	++
41-55	IV	+
＜41	V	±

表 2-6 常見致癌物的分級實例

致癌物名稱	分數	級數
黃麴毒素（Aflatoxin）	100	I
二甲基亞硝胺（Dimethylnitrosamine）	95	I
氯乙烯（Vinyl chloride）	90	I
2,3-二溴丙基磷酸酯 Tris （2,3-dibromopropyl-phosphate）	90	I
2-萘胺（2-Naphthylamine）	81	II
氯仿（chloroform）	65	III
2-硝基苯胺（2-Nitroaniline, NTA）	51	IV
氯丹（chlordane）	40	V
糖精（Saccharin）	36	V
滴滴涕（DDT）	31	V
溴酸鉀（KBrO$_3$）	82	II
丁基羥基甲氧苯（BHA）	48	IV

2-5 致突變原性（Mutagenicity）

一般認為人類致癌原因中 80～90% 是屬於環境因素中的化學物質。因此假如能提早發現這些物質而把它從生活環境中去除，便可預防人類的癌症。

人類的周圍環境舉目都是化學物質，食衣住行無一不靠化學物質來充實，諸如化學工業製品、醫藥品、農藥、化妝品、食品添加物等，通常使用的化學物質約有 63,000 種。其中包括有致癌物質，致癌性試驗需要有大白鼠（rat）或是小白鼠（mouse）等試驗動物試驗 1～3 年之時間，63,000 種化學物質無法一一以動物試驗檢查其有無致癌性，而且每年都有新使用的化學物質出現，因此亟需建立檢查這些巨大數目的化學物質安全性方法。

最近幾年發現的致癌物質大部分都是突變原性物質，因此不用動物作長期性的致癌性試驗，亦可以突變原性為其指標。藉突變原性試驗，已可

以簡單迅速的篩選致癌物質。目前被提倡的檢試法已有使用大腸菌、沙門氏菌、枯草菌等的突變原性試驗法，使用酵母或 Neurospora 的方法，使用果蠅（Drosophila）或是蠶等昆蟲的方法，使用哺乳動物的組織細胞培養的方式等多種較簡便的致癌性物質檢查法。

　　其中使用沙門氏菌的方法，對多數致癌物質實施檢查後發現其相關性達 90%，可信度高、再現性佳、簡便且於兩日內便有結果，因此，全世界廣泛的使用它。

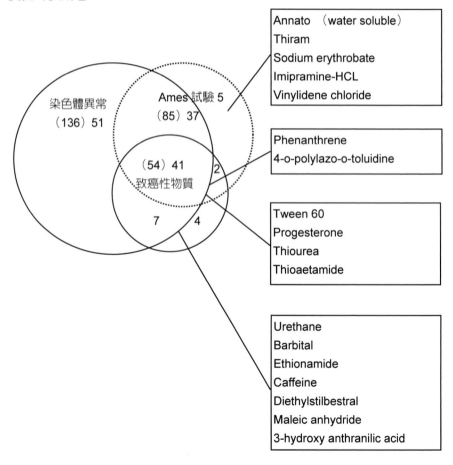

圖 2-5　Ames 試驗以及染色體異常試驗陽性結果與既知致癌性物質之
　　　　相關性（高山昭三，食品衛生研究，30，547，1980）

　　本法為美國加州大學 Ames 教授所開發的，係利用對組胺酸（histidine）需求性的沙門氏菌變異株因突變原性物質的作用而恢復非需求性的復歸突變現象，以檢查突變原性的方法。

　　依據 Ames 試驗結果，與染色體異常試驗以及致癌性試驗結果對照，147 種化合物，其三種現象的關係如圖 2-5，充分顯示 Ames 試驗對篩選致癌性物質確有其價值。

　　圖 2-5 顯示，147 種物質中染色異常的有 136 件，致癌性物質有 54 件，其中 41 件＋7 件＝48 件染色體異常占 88.89%，Ames 試驗正反應的有 85 件，其中染色體異常 37 件＋41 件＝78 件，占 91.76%。

2-6　快速測定致突變異性物質的方法──安姆氏（Ames）試驗

1. 選擇一株適當菌株培養成菌液，準備致突變異性試驗：假設選擇一株沙門氏菌（*Salmonella* bacteria），其曾經過突變，對組胺酸（histidine）呈現絕對需要性。

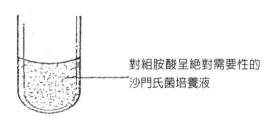

對組胺酸呈絕對需要性的
沙門氏菌培養液

圖 2-6　準備培養菌液

2. 從上述培養液中各取出約 10^8 個菌體的菌液量，接種至兩個培養基上，一個不含組胺酸且不加可能致突變異性物質（對照組 A），另一個同樣不含組胺酸但加入可能致突變異性物質（試驗組 B）。

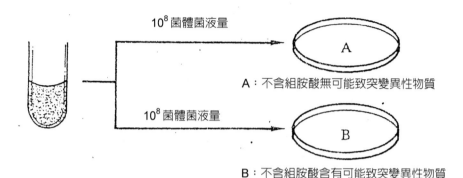

10⁸菌體菌液量

A：不含組胺酸無可能致突變異性物質

10⁸菌體菌液量

B：不含組胺酸含有可能致突變異性物質

圖 2-7　將培養液接種至培養基

3. 接種後，於 37℃培養 21～48 小時，觀察兩個培養基上的菌落數是否
有明顯差異。

　　倘若加入可能致突變異性物質的培養基上的菌落明顯多於不加入
者，則可判定該物質會導致沙門氏菌的「復歸突變」（reverse mutation）
而其的確為致突變異性物質。

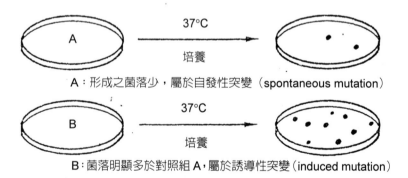

A：形成之菌落少，屬於自發性突變（spontaneous mutation）

B：菌落明顯多於對照組 A，屬於誘導性突變（induced mutation）

圖 2-8　於 37℃培養後，比較兩培養基上菌落數
判定物質是否為致突變異性物質的基本要求

1. 試驗組所得的菌落數必須為對照組的兩倍以上。

2. 試驗結果必須具有劑量與反應曲線的相關性，也就是培養基中加入的
致突變異性物質越多，所得到的突變菌株也應該越多。

2-7　我國現行健康食品之安全性評估

　　為評估健康食品之安全性，依健康食品管理法第三條第二項規定訂定本方法，本方法規定健康食品安全性評估資料及毒性試驗項目及方法。

　　健康食品之安全評估分為四個類別，主要係針對以往長期食用及製造加工之安全性作考量，故食用目的、方式、製造加工方法、流程、最終產品形式及攝食量等均為分類之考慮因素，各類之安全評估項目如下：

第一類：屬下列二種情形之一者，得免再進行毒性測試。

　　(一) 產品之原料為傳統食用且以通常加工食品形式供食者。

　　(二) 產品具有完整之毒理學安全性學術文獻報告及曾供食用之紀錄，且其原料、組成成分及製造過程與所提具之學術文獻報告完全相符者。

第二類：產品之原料為傳統食用而非以通常加工食品形式供食者，應檢具下列項目之毒性測試資料。

　　(一) 基因毒性試驗。

　　(二) 28 天餵食毒性試驗。

第三類：產品之原料非屬傳統食用者，應檢具下列項目之毒性測試資料。

　　(一) 基因毒性試驗。

　　(二) 90 天餵食毒性試驗。

　　(三) 致畸試驗。

第四類：產品之原料非屬傳統食用且含有致癌物之類似物者，應檢具下列項目之毒性測試資料。

　　(一) 基因毒性試驗。

　　(二) 90 天餵食毒性試驗。

　　(三) 致畸試驗。

　　(四) 致癌性試驗。

　　(五) 繁殖試驗。

毒性試驗之方法

毒性試驗之方法包括下列六項：

(一) 基因毒性試驗

(二) 28 天餵食毒性試驗

(三) 90 天餵食毒性試驗

(四) 致畸試驗

(五) 致癌性試驗

(六) 繁殖試驗

食品經上述方法評估後確定無不良反應，才可認為是 GRAS（Generally Recongnized As Safe）級的食品，即安全無毒食品。

問題與討論

1. 試說明（1）Acute toxicity test（2）Chronic toxicity test 如何進行及可獲得哪些重要資訊？

2. 何謂 Ames test？

3. 何謂 GRAS？一種食品在何種情況可被視為 GRAS？

4. 毒性與毒物如何區分？

5. 試述慢性毒性試驗所得之試驗結果與每日攝取安全容許量之關係。

6. 我國現行健康食品安全性評估方法中，針對過去長期食用及製造加工安全性，將健康食品評估方法分四類，其中第三類健康食品應具備哪些資料？

第三章　食物中毒、食物過敏 與食物媒介傳染病

3-1 食物中毒

食物中毒一詞，從前在概念上很模糊，廣義的解釋與狹義的解釋有時差異很大，時至今日，在學術或行政方面已略有統一的解釋，一般指「生理上有害或有毒的物質混入於食品，或誤認為食品而被攝取，經由消化道被吸收時引起生理異常的現象」。

但是食物媒介傳染病，或由寄生蟲及食物引起的潛伏性慢性疾病及由異物的混入所引起的物理障礙，並不包括在食物中毒的範圍內。

一、食物中毒的分類

食物中毒依發生原因，可分類如下：

（一）細菌性食物中毒

1. 感染型食物中毒：由體內增殖的細菌的作用，引起的食物中毒（例如：沙門氏桿菌、腸炎弧菌等）。
2. 毒素型食物中毒：由細菌的增殖產生的毒素，引起的食物中毒（例如：葡萄球菌、肉毒桿菌等）。
3. 其他：未定型，最近受注意者（例如：產氣莢膜桿菌、病原性大腸桿菌等）。

（二）化學性食物中毒

有害、有毒的調味劑、著色劑、防腐劑、漂白劑等，增量劑、器具、容器、包裝、農藥等引起的食物中毒（例如硝基系甜味劑、甲醛、奧拉明、吊白塊、鉛、汞、砷、有機磷劑、甲醇等）。

（三）天然毒素性食物中毒

1. 動物性天然毒素引起的食物中毒（例如河豚等）。
2. 植物性天然毒素引起的食物中毒（例如毒蕈、馬鈴薯等）。

（四）似過敏症食物中毒

由蛋白質的腐敗發生組織胺引起的食物中毒（例如鯖魚）。

二、食物中毒發生時之措施

發生食物中毒時，應迅速確定發生食物中毒的原因，同時採取下述所需措施，把中毒事故控制於最小限度。

1. 發生食物中毒時，必須迅速接受醫師的診治。
2. 醫師診治食物中毒患者時，應迅速向當地的縣（市）衛生局報告。
3. 醫師向縣（市）衛生局提供食物中毒的正確資料。
4. 將中毒原因食物、殘品、排泄物等檢體保存，並檢送縣（市）衛生局。
5. 縣（市）衛生局迅速進行確實的調查。
6. 推定中毒原因食物。
7. 食物中毒原因食物確定後，採集檢體，檢送調查機關（縣市衛生局）。

三、食物中毒的預防

食物中毒的原因有很多種，茲將概括性的預防要點，分項列舉於下：

1. 徹底推行衛生教育。
2. 食物在衛生條件下處理及保存。
3. 充實有關設備。
4. 避免有毒物質污染食物。
5. 日常不使用的動植物，不供食用。
6. 遵守食品衛生管理法。

3-2 細菌性食物中毒及其病因物質特性分析

　　細菌性食物中毒（bacterial food poisoning）為食物中含有足以致病的細菌，或細菌產的毒素蓄積，與食物一起攝取時引起腹痛腹瀉、嘔吐、發燒之急性胃腸炎症狀的現象。

　　常見的食品中毒原因菌之特性如表 3-1～3-3。

表 3-1　常見食品中毒原因菌之生長溫度

病原菌	最適溫度（℃）	可生長溫度（℃）
腸炎弧菌	35～37	3～44
金黃色葡萄球菌	30～40	7～46
仙人掌桿菌	28～35	7～49
病原性大腸桿菌	37	10～45
沙門氏菌	35～37	5～45

表 3-2　常見食品中毒之原因菌對加熱溫度之穩定性

病原菌	加熱溫度（℃）	破壞所需時間（分）
腸炎弧菌	60～80	15
金黃色葡萄球菌	100	5
腸毒素 B 型	100	60
腸毒素 A 及 C 型	100	1
仙人掌桿菌（芽孢）	100	＞30
下痢型毒素	56	5
嘔吐型毒素	不明（尚未能精製）	
病原性大腸桿菌		
熱穩定毒素	60	10
熱不穩定毒素	100	30
沙門氏菌	63～65	15～30

表 3-3　常見食品中毒原因菌常分布存在之情形

病原菌	分布情形
腸炎弧菌	鹹性環境
金黃色葡萄球菌	膿瘡、人體鼻、咽喉及皮膚表層
仙人掌桿菌	土壤
病原性大腸桿菌	人及動物腸道
沙門氏菌	牛、老鼠、蛋

一、細菌性食物中毒分類

細菌性食物中毒依發病原因，可分為感染型與毒素型兩類。

（一）感染型

例如沙門桿菌（*Salmonella*）、腸炎弧菌（*Vibrio parahaemolyicus*）等。食物中大量增殖的細菌，與食物一起被攝取後到達小腸時，由菌體所分解而露出的毒素，刺激腸壁，引起急性胃腸炎症狀。在感染型食物中毒，自攝取至發病的潛伏時間較長，約 10 小時以上，一定發生腹痛、腹瀉，大多也發燒、嘔吐。屬於感染型的食物中毒，發病後病原菌隨著糞便排出於體外，因此可分離並證明其原因菌。

（二）毒素型

例如金黃色葡萄球菌（*Staphylococcus aures*）、肉毒桿菌（*Clostridium botulinum*）等。人體吸收食物中所蓄積的細菌毒素，即會發病。病原菌並不需要在體內增殖，所以自攝取食物至發病的潛伏時間很短，約為數小時（但是肉毒桿菌的發病時間平均 2～4 小時），原因菌的分離證明相當困難（與感染型不同），一般很難從患者糞便證明原因菌，有毒素型食物中毒菌繁殖的食物，即使加熱殺死病原菌，其具有耐熱性的多量毒素仍蓄積於食物，所以還是會發生食物中毒。

（三）中間型

　　例如產氣莢膜桿菌（*Clostridium perfringens*）、病原性大腸桿菌（*Pathogenic Escherichia coli*）。

二、細菌性食物中毒的預防

　　一般細菌性食物中毒的發生必須具有下述三個條件：

1. 食品受病原菌的污染。
2. 食品中細菌大量增殖。
3. 增殖的細菌，或產生的毒素被攝取。

　　茲將細菌性食物中毒的預防原則說明於下：

1. 防止食品受細菌污染：食物中毒原因菌廣泛地分布於土壤、海水、及食物資源所生育的環境中，如何使食品不受這些細菌的污染，是很重要的。
2. 防止細菌的增殖：不給與細菌增殖的良好條件。
3. 殺菌或毒素的去毒：一般以加熱為最有效，食品儘量在食用前充分加熱，但是肉毒桿菌（*Clostridium botulinum*）、產氣莢膜桿菌（*Clostridium perfringens*）、仙人掌桿菌（*Bacillus cereus*）的孢子具有耐熱性，以一般的加熱，無法殺滅。此外，金黃色葡萄球菌（*Staphylococcus aureus*）、仙人掌桿菌、毒素原性大腸菌（*Enterotoxigenic Escherichia coli*, ETEC）的毒素均具有耐熱性，一旦產生毒素，即使加熱，仍無法破壞毒素。發生食物中毒的原因食品，一般在外觀或風味上並不一定都呈異常，因此食品必須經常保持衛生狀態。

三、細菌性食物中毒各論

（一）腸炎弧菌食物中毒

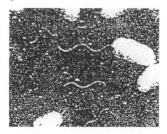

1. 原因細菌：腸炎弧菌為格蘭氏陰性桿菌，具單鞭毛，通性嫌氣性，不形成孢子，在約 3%食鹽溶液下發育最佳，在淡水中不發育，因此本菌被認為海水細菌，在 10℃ 以下不增殖，在 60℃ 以上 10 分鐘內即死滅，30～37℃ 下增殖旺盛，引起感染型食物中毒。

2. 中毒症狀：攝取後經過 4～18 小時，發生像胃痙攣一樣的上腹疼痛，噁心、嘔吐、伴隨水樣糞便的腹瀉，發燒（37～38℃），24 小時後趨於恢復，偶而發生死亡（致命率 0.02%）。

3. 預防方法：有效預防原則，為魚貝類在低溫下保存，以抑制細菌的繁殖，並且在食用前充分加熱，則確實可防止食物中毒的發生。此外生鮮魚肉以淡水充分洗淨時，腸炎弧菌也會死滅，同時處理過生魚蝦之砧板器具應切實清潔以避免交互污染。

（二）沙門氏桿菌食物中毒

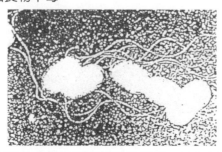

1. 原因細菌：沙門氏桿菌為格蘭氏陰性桿菌，具有周鞭毛，為通性嫌氣性，不形成孢子，耐熱性弱，在 60℃ 加熱 15 分鐘即死滅。本菌以人、哺乳動物、鳥類、爬蟲類、兩棲類等廣泛動物作為宿主，而分布於自然界，引起感染型的食物中毒。

2. 中毒症狀：攝取後經過 12～24 小時，發生急性胃腸炎、頭痛、腰痛、發燒等症狀，有時發燒超過 39℃，通常自第 3～4 天開始趨於恢復，一週後完全恢復（致命率 0.08%）。

3. 預防方法：在預防上，除了防止畜產食品被污染以外，還要防止加工、調理時的二次污染，食品的低溫保存、縮短保存期間，以及食用前的充分加熱，都是有效的預防法。

（三）金黃色葡萄球菌食物中毒

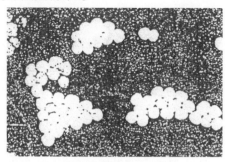

1. 原因細菌及毒素：葡萄球菌從性狀可分類為二種，引起食物中毒的葡
　萄球菌為金黃色葡萄球菌（*Staphylococcus aureus*）的一部分。葡萄球
　菌為格蘭氏陽性，通性嫌氣性的球菌，不形成孢子。本菌對低溫有較
　強的耐性，在 10℃也可增殖，在 60℃下加熱 30～60 分鐘即死滅。
2. 中毒症狀：攝取葡萄球菌毒素後至發症的潛伏期間短，約為 1～5 小
　時，特徵為激烈的嘔吐、發生胃腸炎症狀、輕微的發燒，24 小時後中
　毒症狀幾乎消失。
3. 預防方法：在預防上，必須避免化膿患者從事食品工作，食品在低溫
　保存，並縮短保存時間，也是有效的預防。產生腸內毒素的食品，即
　使加熱調理，仍難逃過食物中毒。

（四）肉毒桿菌食物中毒

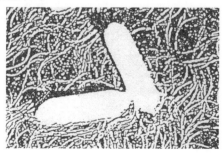

1. 原因細菌及毒素：肉毒桿菌為格蘭氏陽性桿菌，具有周鞭毛、絕對嫌
　氣性，具產孢性，孢子具有強耐熱性，尤其 A 型菌的滅菌需要在 100℃
　加熱 6 小時。肉毒桿菌食物中毒係屬於攝取毒素所引起的毒素型食物

中毒。肉毒桿菌的毒素，可分類為 A～G 七型，毒素為分子量 35～90
萬的單純蛋白質，在已知毒物中，中毒性最強，老鼠腹腔內注射的致
死量為 10^{-10}～10^{-11}g。毒素不耐熱，在 80℃加熱 30 分鐘，或 100℃加
熱 1～2 分鐘，即被破壞。

2. 中毒症狀：攝取後經過數小時～36 小時的潛伏期，先發生噁心、嘔吐
等的消化道症狀，然後發生特有的神經症狀。主要症狀有視力降低、
調節麻痺、複視等之眼症狀，嚥吞困難、發聲障礙等咽喉部麻痺症狀，
以及腹部膨滿、尿閉等，嚴重時四肢麻痺、其次呼吸困難，終告死亡。
通常並無發燒或意識障礙。大多在攝取後 8 天內死亡。如果早發現給
與抗毒素血清時可痊癒。

3. 預防方法：中毒的預防法，除充分洗淨食品材料以斷絕污染源以外，
在製造罐頭、殺菌袋裝食品（retort pouch food）等常溫長期保存食品，
必須實施完全滅菌以殺滅耐熱性孢子，或將製品維持在 pH4.5 以下即
可防止該菌產生毒素。肉毒桿菌毒素的耐熱性弱，因此食品在食用前
充分加熱即可避免中毒的危險。

（五）病原性大腸桿菌食物中毒

　　大腸桿菌（*Escherichia coli*）為健康人腸道內常存的非病原性細菌，其
中有特定菌株已知會引起腹瀉及腸炎，稱為病原性大腸桿菌（*Pathogenic
Escherichia coli*）。大腸桿菌的病原性，普通以血清型鑑別，也可由腸內毒
素（enterotoxin）來證明。現在病原性大腸桿菌依腸道病原性機制可分類為
非侵襲性大腸桿菌（*Enteropathogenic Escherichia coli,* EPEC）、侵襲性大腸
桿菌（*Enteroinvasive Escherichia coli,* EIEC）、毒素性大腸桿菌（*Enterotoxigenic
Escherichia coli,* ETEC）及出血性大腸桿菌（*Enterohemogenic Escherichia
coli,* EHEC）四類。

（六）產氣莢膜桿菌食物中毒

　　產氣莢膜桿菌（*Clostridium perfringens*）的舊名為魏氏梭孢桿菌
（*Clostridium welchii*），與肉毒桿菌同一屬，絕對嫌氣性，形成孢子，在 1953

年被確認其中的 A 型菌為食物中毒原因菌。A 型菌的孢子具有強耐熱性，可耐 100 ℃，1～4 小時的加熱，但是該毒素並不耐酸，在胃酸下即失去其活性。故產氣莢膜桿菌的 A 型菌必須在腸道內增殖後，產生腸內毒素（enterotoxin）才會引起食物中毒，主要為胃腸炎症狀，一般症狀輕微，重症患者在 12～50 小時死亡。

（七）其他細菌性食物中毒

　　食物中毒的原因菌，除上述之外，已知還有下面數種，如仙人掌桿菌、耶辛尼氏腸炎及曲狀桿菌，茲將其概要列舉於表 3-4。

表 3-4　其他細菌性食物中毒

	病原菌	感染源	症狀	其他
仙人掌桿菌食物中毒	*Bacillus cereus*	土壤、水	有嘔吐型和腹瀉型二型	形成耐熱性孢子、通性嫌氣性菌、在腸道內產生毒素
耶辛尼氏腸炎桿菌食物中毒	*Yersinia entero-colitica*	動物、家畜（豬）	胃腸炎	在低溫下具有增殖能力
曲狀桿菌食物中毒	*Campylobacter Jejuni / coli*	家畜、雞	胃腸炎、發燒	在較高的溫度（31～46℃）下發育，耐熱性弱

表 3-5　細菌性食物中毒之中毒概要

原因菌	分類	原因食品	潛伏期	主要症狀	發病期間	分布	預防方法
腸炎弧菌（*Vibrio Parahaemolyticus*）	感染型（組織侵入性）	生魚貝類	4～48（12～18）小時	腹痛、腹瀉、噁心、嘔吐、發燒	2～5日	沿岸、海水、海泥、魚類、貝類、浮游生物	低溫保存、流通
金黃色葡萄球菌（*Staphylococcus aureus*）	毒素型（食品中毒素型）	便當、各類食品	1～6小時	腹痛、腹瀉、噁心、嘔吐	12～24小時	手指、膿瘡、鼻腔	防止二次污染、低溫保存

肉毒桿菌（*Clostridium botulinum*）	毒素型（食品中毒素型）	罐頭食品、各類厭氧食品	12～96（18～36）小時	複視、吞嚥、呼吸及說話困難	1～8日	土壤、魚類、貝類、蔬菜	防止污染、防止厭氧條件生長、加熱破壞毒素
沙門氏菌（*Salmonella*）	感染型（組織侵入性）	肉類及其加工食品	6～48（12～18）小時	腹痛、腹瀉、噁心、嘔吐、發燒	2～7日	動物如雞、牛、豬、狗、龜之腸道內	低溫保存、防止二次污染
病原性大腸桿菌（*Enteropathogenic E. coli*）	感染型	各類食品、生乳	6～72（12～18）小時	腹痛、腹瀉、噁心、嘔吐、發燒	2～4日	人、動物之腸道內	飲用水消毒、防止二次污染
產氣莢膜桿菌（*Clostridium perfringens*）	感染型（體內毒素性）	肉類、便當	8～22（10～18）小時	腹痛、腹瀉	1～2日	人、動物之腸道內、土壤、河川	避免密閉容器之長時間保存、防止二次污染、低溫保持

3-3 化學性食物中毒及其病因物質特性分析

由化學物質引起的食物中毒，稱為化學性食物中毒（chemical food poisoning）。化學性食物中毒的發生，可分類如下：

1. 在食品加工過程所使用的防腐劑、著色劑、調味劑等化學藥品，由於本身的毒性、品質不良、含不純物、用量超過規定量等。
2. 農藥、殺蟲劑、殺鼠劑、醫藥品等被誤用、混入於食品中。
3. 食品器具、容器、包裝等的毒性物質，溶出於食品中。
4. 有害物質被添加於食品中。

一、化學性食物中毒的症狀

　　一般的細菌性食物中毒，大部分的症狀為急性胃腸炎，但是化學性食物中毒依病因物質的種類，呈現不同的症狀，並且是慢性中毒，所以更為複雜。大體上的共通症狀為嘔吐、噁心、頭痛、腹瀉、眼花撩亂等胃腸炎症狀，但是症狀急激，通常並無發燒，也不發生像細菌性食物中毒同樣的二次感染。

二、化學性食品中毒原因物質例

（一）禁止或不當使用的添加物

　1. 甜味劑

　（1）甜精（dulcin; sucrol, p-ethoxyphenylurea）

　（2）賽克拉美鈉（sodium cyclamate），又稱甘精

　2.有害著色劑

　（1）金黃胺（auramine）

　（2）玫紅 B（rhodamine B）

　（3）硫酸銅（$CuSO_4 \cdot 5H_2O$）

3.有害殺菌劑

　(1) 硼酸（boric acid ; H_3BO_3）

　(2) 福馬林（formalin; HCHO）

　(3) β-萘酚（β-naphthol）

（二）毒物被誤用作為食品

　1.砷（As）：為一種致癌物，主要由腎臟排除

　2. DDT

　3.碳酸鎂（$MgCO_3$）

（三）從食品器具、容器溶出的毒物

　1.鎘（Cd）

　2.氟（F）

　3.鉛（Pb）：對中樞神經有強毒作用

　4.甲醛（HCHO）：易致過敏，導致肝炎、肺炎及腎臟損害

　5.銅（Cu）

（四）毒物被混入於食品中

　1.甲醇（CH_3OH）

（五）農藥

　1.有機磷殺蟲劑

　2. DDT

　3. γ-BHC

　4.胺基甲酸鹽如巴拉松

　5.合成除蟲菊

表 3-6　重要化學性食品中毒之中毒症狀

劇毒之化學毒物	中毒症狀				中毒量	致死量
黃磷	呼氣、吐物具黃磷臭、胃部灼熱感、身體疼痛現象、鼻腔、腸管、生殖器出現出血及肌肉麻痺、虛脫、休克，肝臟、心臟及腎臟機能障礙而引起死亡。					0.05～0.2g，食用 0.1g 致死時為 7 小時至 7 天
氰化氫及其鹽類	大量吸入氰化氫立即停止呼吸死亡。吸入少量時，呼吸中樞受刺激而後轉入痙攣期、麻醉期而死亡。但少量未達到致死量，則引起不安、暈眩、頭痛、嘔吐、痙攣、心臟及呼吸困難。				中毒量與致死量甚接近	
氟化醋酸鈉及氟化乙醯氨	因屬猛毒，時有誤殺、自殺、他殺案發生，故以特定毒物管理，中毒現象為重複性激烈嘔吐、胃部疼痛、意識不明、口吐白沫、昏睡、脈搏不整、血壓下降及痙攣。				5mg/kg	0.3～0.5g
有機磷劑		Muscarine 症狀	Nicotine 症狀	交感神經症狀	中樞神經症狀	中毒量與致死量因農藥而異
	輕症狀	食慾不振、噁心、嘔吐、腹痛、腹瀉、多汗、流涎、胸肉內壓迫感			倦怠、不安感、頭痛暈眩（可自行步行）	
	中等症狀	強制排便尿，目眩、縮瞳蒼白	筋腺組織性痙攣（眼、全身）	血壓上升頻脈	語言障礙、興奮(不能自己步行)	
	重症狀	支氣管分泌增強（口吐泡沫）、呼吸困難、肺水腫	痙攣、呼吸筋麻痺		意識模糊、渾濁、昏睡、體溫上升	
有害性金屬	砷	誤食砷 30 分鐘至 1 小時呈現嘔吐、口內乾燥、嚥下困難、霍亂式之腹瀉、引起腦脊髓中樞神經障礙、頭痛、頭暈、關節痛、痙攣、失神昏睡、心臟麻痺。2～3 小時內死亡。			亞砷酸 0.01～0.05g	0.1～0.3g

	鉛	嘔吐、血便、頭暈、頭痛、四肢麻痺、昏睡。	20～50g	一般呈慢性中毒
	汞	腸道強度炎症、灼熱感、疼痛、噁心、嘔吐、口腔內炎症、流涎、腎臟障礙、尿閉塞。	甘汞（HgCl）0.01～0.05g，空氣中含汞量0.1ppm以上則危險	昇汞（HgCl$_2$）LD$_{50}$ 1mg/kg
	銅	誤食銅鹽時，口腔有灼熱感，並有噁心、嘔吐現象，嘔吐物呈青綠色，引起胃痛、血便、頭暈、痙攣。		硫酸銅10～20g，綠青3～10g
	銻	噁心、嘔吐、腹痛、腹瀉、嚥下困難、口腔黏膜形成小水泡、皮膚蒼白、脈搏初時迅速，後變遲弱、眼花、痙攣、失神，最後因心臟麻痺致死。	0.06g	0.5～1g
	硫	服用多量硫酸鎘時，流涎、嘔吐、腹瀉、休克、痙攣、速脈及致死。慢性中毒則嗅覺喪失，咳嗽、呼吸困難、體重減輕、牙齒呈黃色。	CdSO$_4$0.03g	1g
醇		甲醇——先酩酊大醉、嘔吐、腹瀉、視覺障礙、昏睡、死亡。	8～20mL 失明	30～100mL

3-4 天然毒素性食物中毒及其病因物質特性分析

　　日常生活所攝取的動植物材料中，有一些動植物的種類自然會產生毒性物質，攝取動植物材料的有毒部分所引起的中毒，稱為天然毒素性食物中毒（natural toxin food poisoning）。其毒素可分類為動物性天然毒素及植物性天然毒素。

一、動物性天然毒素食物中毒

（一）河豚毒素

　1. 各種臟器的毒性：臟器的毒性強弱，依河豚的種類而有若干的差異。一般肉和精巢幾乎無毒，卵巢和肝臟有劇毒，皮和腸大多也有強毒。

2. 河豚毒素（tetrodotoxin）：河豚毒素的研究已有相當成果，已發表化學結構。河豚毒素不溶於水或酒精，漂水不能去除組織內毒素成分，加熱也不會分解。河豚毒素給與大老鼠的 LD_{50} 為 8μg/kg（腹腔內給與），人的致死量約 2mg。

　河豚的毒性成分除 tetrodotoxin 以外，最近已發現數種其他毒性成分。

3. 中毒症狀：河豚中毒的初期症狀在攝取後 20 分鐘，最遲 3 小時以內呈現。主要症狀如下：

   (1) 知覺異常

   (2) 呼吸障礙

   (3) 胃腸障礙

   (4) 運動障礙

   (5) 血行障礙

   (6) 腦症

4. 預防：避免攝取河豚，如果要攝取，必須由河豚的專門調理師處理。河豚的卵巢、肝、腸等之去除不完全，毒素污染於肉部，或血液的洗淨不徹底等，都是很危險。

（二）其他動物性天然毒

1. 魚肉毒素（ciguatera toxin）：在熱帶或亞熱帶海域主要棲息於珊瑚礁的魚貝類引起的食物中毒，總稱魚肉中毒（ciguatera poisoning）。

2. 麻痺性貝毒（paralytic shellfish toxin）：例如攝取貽貝（mussel）引起的中毒，稱為麻痺性貽貝中毒（paralytic mussel poisoning）。

3. 鮑魚的光過敏症：人類攝取鮑魚後，暴露在陽光下，臉部、四肢發生疼痛、發紅、形成水泡的症狀。1964 年確定其中毒原因物質為鮑魚的中腸線所蓄積的藍綠色色素（pyropheophorbide a），其色素的來源為海藻的葉綠素 a（chlorophyll a）。

二、植物性天然毒素食物中毒

1. 毒菇毒素

2. 馬鈴薯毒素

3. 梅、桃、杏等的氰酸醣苷

食用植物含有的氰酸醣苷

醣苷	植物	水解生成物
苦杏仁苷	梅、桃、杏	氰化氫、葡萄糖、苯甲醛
亞麻仁苦苷	樹薯、五色豆	氰化氫、葡萄糖、丙酮

苦杏仁苷（Amygdalin, [（6-O-β-D-glucopyranosyl-β-D-glucopyranosyl）oxy]（phenyl）acetonitrile）

是 1803 年 Pierre-Jean Robiquet 與 A. F. Boutron-Charlard 從扁桃的種子杏仁中分離出的一種糖苷。苦杏仁苷也存在於其他的李屬植物，包括杏子（山杏）和黑櫻桃中。苦杏仁苷分解時生成三種產物：糖類、苯甲醛和氫氰酸。苦杏仁酶則可使之分解為甲醛、氰化物和兩分子葡萄糖。

亞麻仁苦苷

木薯的塊根富含澱粉，但其全株各部位，包括根、莖、葉都含有毒物質，而且新鮮塊根毒性較大。因此，在食用木薯塊根時一定要注意。木薯含有的有毒物質為亞麻仁苦苷，如果攝入生的或未煮熟的木薯或喝其湯，都有可能引起中毒。其原因為亞麻仁苦苷或亞麻仁苦苷酶經胃酸水解後產生游離的氫氰酸，從而使人體中毒。

一個人如果食用 150～300 克生木薯即可引起中毒，甚至死亡。

解毒方法：

要防止木薯中毒，可在食用木薯前去皮，用清水浸薯肉，使氰苷溶解。一般泡 6 天左右就可去除 70%的氰苷，再加熱煮熟，即可食用。

表 3-7　重要動物毒素食品中毒分類表

中毒疾病	致病原因及其來源	潛伏期	病症與症狀	有關食品	應蒐集之臨床檢體	導致食品中毒之原因
神經病症與症狀（視覺障礙、刺痛感，與／或麻痺）潛伏期通常少於 1 小時						
河豚中毒	河豚類魚類的腸與生殖腺中的河豚毒素 Tetrodotoxin	10 分鐘至 45 分鐘，最多 3 小時	手指、腳趾有刺痛感、頭昏眼花、蒼白、口及四肢麻木、胃腸不適、表皮出血與剝落、雙眼不動、肌肉抽動、麻痺	河豚類		攝食河豚魚類而未能有效地去除其腸與生殖腺
貝類中毒	貝類攝食含有 Saxitoxin 及類似毒素之植物如 Gonyaulax 與 Gymnodinium 所屬品系	數分鐘至 30 分鐘	刺痛感、灼熱感、嘴唇與指尖麻木、頭暈、言語不清、呼吸麻痺	蚌類與蛤		自含有大量 Conyaulax 或 Gymnodinium 品系之植物的水域中捕獲之魚類
潛伏期 1～6 小時						
類毒魚中毒（Ciguatera）	熱帶海魚的腸、卵、生殖腺與魚肉中的 Ciguatoxin	3～5 小時，有時更長	口部四周刺痛感與麻木、金屬味覺、口乾、腸胃不適、水樣糞便、肌肉疼痛、頭昏、兩眼睜大、視力模糊、虛脫、麻痺	多種熱帶魚類		攝食熱帶珊瑚礁魚類之肝臟、腸、卵、生殖腺或肉，通常越大的珊瑚礁魚類越普遍有毒
過敏性症狀（顏面潮紅與／或發癢）潛伏期少於 1 小時						
鯖科魚類中毒（Scombroid Polisoning）	雙形桿菌（Proteus）屬或其他細菌分解魚肉中的組胺酸（histidine）產生組織胺（histamine）類的化合物	幾分鐘至 1 小時	頭痛、頭昏、噁心、嘔吐、胡椒味、喉嚨灼熱、面部腫脹潮紅、胃痛發癢	鮪魚、鰹魚、太平洋海豚	嘔吐物	鯖科魚類未予適當冷藏

表 3-8　重要植物毒素食品中毒分類表

中毒疾病	致病原因及其來源	潛伏期	病症與症狀	有關食品	應蒐集之臨床檢體	導致食品中毒之原因
神經病症與症狀（視覺障礙、刺痛感，與／或麻痺） 潛伏期通常少於 1 小時（亦有 1～12 小時者）						
氰化物中毒	含氰化物果仁或樹薯皮中之氰配糖體	少於 1 小時	窒息、呼吸困難、嘔吐、激動、喘息、暈倒、麻痺、昏迷、昏睡、虛脫、乏力、衰竭。若食入致死量則可在 15 分鐘至 1 小時內死亡。	苦杏或杏、李、桃、梅、銀杏等之果仁或樹薯	尿液、胃內容物、血液	攝食含氰配糖之果仁或塊根
水仙花球莖中毒	生物鹼		嘔吐、發抖、腹瀉	水仙花球莖	植物	誤食水仙花球莖
莢竹桃中毒	莢竹桃枝配糖體或黃花莢竹桃素	1～24 小時	噁心、眩暈、倦睡、不規則心跳、虛脫、昏迷、嘔吐、腹瀉、嘴知覺麻木、視力障礙	莢竹桃或黃花莢竹桃之果實、枝、木材、蜜、根、葉果	葉和花	攝食莢竹桃花釀成之蜂蜜，以莢竹桃之枝烤肉
毒芹中毒	砒啶生物鹼毒芹素（Conilde）和其他有關之化合物	少於 1 小時	神經過敏震顫、運動失調、肌肉虛弱、瞳孔放大、心跳減弱、口渴、寒冷、噁心、嘔吐、昏睡、呼吸衰竭	未成熟之果實植物之根	尿液	攝食具毒性或致命性之毒芹，食用荷蘭芹亦會有相同之生物鹼
水生毒芹中毒	水生毒芹根部所含的樹脂及 Cicutoxin 毒液	15～60 分鐘	過分分泌唾液、噁心、嘔吐、胃痛、口吐白沫、呼吸不規則、呼吸麻痺	水生毒芹：Cicutavirosa 與 C. masouate 的根	尿液	攝食野生毒芹，勿將水生毒芹根當作野生甘薯或胡蘿蔔
蔓陀蘿中毒	一種稱為蔓陀蘿植物所產生名為 Tropane 之植物鹼類毒素	少於 1 小時	異常口渴、畏光、視力變差、言語困難、面潮紅、譫妄、昏迷、心跳加速	蔓陀蘿的任何部位及以蔓陀蘿為嫁接母株之番茄	尿液	攝食蔓陀蘿的任何部位或攝食以蔓陀蘿為嫁接母株所長出來的番茄

表 3-9　重要真菌與真菌素食品中毒分類表

中毒疾病	致病原因及其來源	潛伏期	病症與症狀	有關食品	應蒐集之臨床檢體	導致食品中毒之原因
上部胃腸道病症與症狀（噁心、嘔吐）為主或首先出現潛伏期通常少於 1 小時						
腸胃刺激性蕈類中毒	可能是存在於蕈類中的類似樹脂之物質	30 分鐘至 2 小時	噁心、嘔吐、乾嘔、下痢、腹瀉、腸絞痛	多種野生蕈類	嘔吐	攝食不明品種蕈類、誤食具有毒性的蕈類
潛伏期通常為 7-12 小時						
環狀胜肽與腦回素類蕈類毒素中毒	存在於某些蕈類中環狀胜肽（cyclopeptide）與腦回素（gyromitrin）	6～24 小時	嘔吐、飽足感、腹痛、持續性下痢、喪失體力、口渴、肌肉痙攣、脈搏弱而快、崩潰、黃疸、倦困、瞳孔放大、昏迷、死亡	Amanitoe phalloides, A. vema, Galenina autumnalis, Gyromitra esculenta 及其他類似品種蕈類	尿、血及嘔吐物	攝食屬於 Amanita, Galerina 與 Gyromitra 屬蕈類的某些品種，攝食不明品種的蕈類，誤食有毒蕈類
神經病症與症狀（視覺障礙、刺痛感，或／與麻痺）潛伏期通常少於 1 小時						
Lbotenic 類蕈類類毒素中毒	某些蕈類中的 Ibotenic acid 與蕈類醇（Muscimol）	30～60 分鐘	睏倦、精神混亂、肌肉痙攣、視覺障礙	Amantia muscaria, A. pantherina 以及其他類似品種的蕈類		攝食 Amantia muscaria 以及其他類似品種的蕈類，誤食有毒蕈類
蕈毒鹼（muscarine）類蕈類中毒	某些蕈類中的蕈毒鹼	15 分鐘至 2 小時	唾液過多、出汗、流淚、瞳孔縮小、血壓下降、脈搏	Clitocybe dealbata, C. rivulosa 及很多屬於 Inocybe 與	嘔吐物	攝食含有蕈毒鹼類毒素的蕈類，攝食不明品種蕈類，誤食

			不規則、視力模糊、氣喘性呼吸	Boletus 類的蕈類		有毒蕈類
腸胃病症與症狀（腹瀉、嘔吐）潛伏期較長						
紅黴病	某些新月菌產生之 sairpene 之衍生物		嘔吐、腹瀉、厭食	麵粉、米	穀物、血液、尿液	攝食新月菌黴菌造成之疥癬病穀物
類似 Reye's 症候群						
黃麴毒素	黃麴菌屬產生之毒素 B1、B2、G1、G2	數星期	黃疸、水腹、腳水腫、肝臟脂肪浸潤、肝硬化	花生、玉米等穀物或飼料	食品檢體	攝食含有黃麴毒素的穀物或其製品

3-5 食品與過敏性反應及重要過敏原

一、過敏性反應（Allergy）

異物（抗原）侵入生物體後，生物體便生成針對此抗原（antigen）的特異性抗體（antibody），同一抗原再度侵入生物體內時，生物體便藉抗原抗體的反應破壞，或排除抗原，而防衛來自異物的傷害，這種現象被稱之為免疫（immunity）。一般而言，抗體係參與消滅，或減弱抗原所帶來的對生物體的有害作用，亦即生物體自身的防衛作用。但是抗體的反應與免疫的情形不同，如會出現局部的發炎症狀或激烈的休克症狀等傷害或使這些症狀加重的現象者稱之為過敏性反應（allergy）。會引發過敏性反應的抗原稱為過敏原（allergen）。通常過敏性反應的發病係依下圖所示：

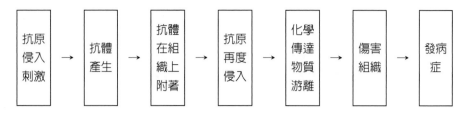

過敏性反應症的發病機轉

　　首先抗原（此處為過敏原）侵入生物體中，生物體便產生抗體。抗體再度侵入時，重複抗原抗體反應產生，結果從細胞釋放出化學傳達物質，如組織胺（histamine）、serotonin、SRS-A、ECF-A 等，使組織發生障害而出現過敏性反應症狀。化學傳達物質引起的局部作用通常會發生平滑肌的攣縮，毛細血管透過性的亢進，黏液腺機能的亢進，血管的擴張等現象。過敏原可依其侵入路徑分類如下：

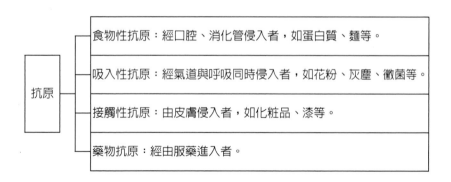

二、過敏性反應的類型

　　過敏性反應依抗原的種類，侵入路徑、部位，參與反應的因子，以及動物的種類不同而有不同的現象反應。其反應類別一般可依發現症狀的經過時間的長短，以及參與反應的因子加以區分為即發型反應及遲發型反應，然 Coomds 與 Gell 建議從機轉面加以考量因而將之細分為四類型，如表 3-10～3-11。

表 3-10　即發性與遲發性過敏性反應的比較

	時間的經過	由流血中的抗體的被動感應	由淋巴球的被動反應	Gell & Coombs 例舉分類的歸屬	舉例
即發型反應	抗原注入後立即引發	可能轉移	不可能轉移	第 I、II、III 型	anaphyla-is, arth-us 現象，血清病、枯草熱、支氣管喘息等。
遲發型反應	經過 24 小時以後再出現反應	不可能轉移	可能轉移	第 IV 型	Tuberlic 反應同種移植片排斥現象，接觸皮膚炎、固定疹等。

表 3-11　依機轉的過敏性反應分類

類型		I	II	III	IV
名稱		即發過敏症型（anaphylactic）	細胞毒性型（cytotoxic）	免疫複合型（immunocomp lex）	遲發型或是細胞性免疫型（cell-mediary）
參與反應的抗體		細胞結合性抗體 homocytotropic（IgE）	對標準的細胞的抗體	流血中抗體	---
補體的參與		---	+++	+++	---
抗原		多數為外來性	細胞膜表面	細胞外抗原	細胞外或細胞表面
對皮內注射進入的抗原的反應	呈現最大的反應時間	30 分鐘	---	3～8 時間	24～48 時間
	外觀	紅腫、紅斑	---	紅斑、水腫	紅斑、硬結
	組織	脫顆粒的肥滿細胞，浮腫	---	急性炎症反應好中球增多	血管周圍炎以單核球為主體
對正常動物的感受性的移入		抗體	抗體	抗體	淋巴球
臨床的例子		枯草熱	新生兒溶血性疾病	血清病、絲球體腎炎 farmer's lung	tuberculin 反應同種移植片排斥反應

　　第 I、II、III 型均屬於即發型反應，係因抗原與抗體的結合而產生，第 IV 型為遲發型反應，係因受感應淋巴球與抗原的反應而產生。

三、食物過敏症

　　食物過敏症係指對食物的個人的有害反應，有個人差異性，它包括各種食物過敏症，其間之關係如下圖：

各種食物過敏症的關係

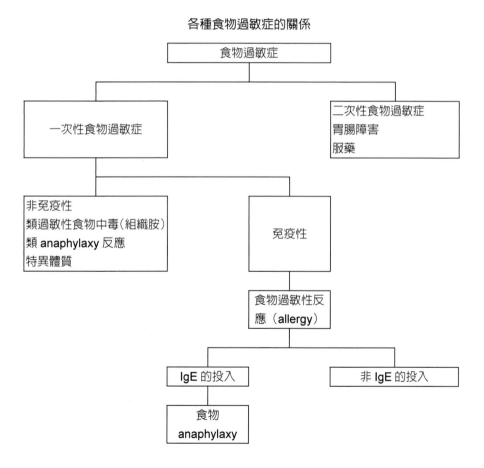

　　至於真正的食物過敏性反應（Food Allergy）應指對食物或食物成分的有害反應，包括人體免疫組織的反應。體內攝取的食品成分必先通過腸管再轉移至血液中。在這個過程中與免疫系統接觸，或引發全身，或引發

局部性的過敏性反應。因此食物過敏原必須通過腸管而稱為消化管過敏性反應。由於必須先經由腸管，它至少有下列二點特徵：

1. 抗原須經 pepsin, trypsin chymotrypsin 等消化酵素分解，但抗原如要以抗原參與過敏性反應必須保持一定大小以上才可。
2. 腸管黏膜上皮細胞的分泌型 IgA 的存在會阻礙抗原從腸壁直接侵入體內。因此 IgA 的量、活性的強弱，會左右通過腸壁的食物過敏原的量。

每一個人對食物的有害反應，其症狀也有個體的差異，而過敏性反應類型的不同也呈現不同的症狀。最常出現的是腸胃症狀，惟皮膚或呼吸組織也可能出現症狀。

（一）消化器官症狀

食物過敏性反應中最常出現的症狀為消化器官症狀，亦即腸胃症狀，主要症狀為嘔氣、嘔吐、腹痛、下痢等，有時下痢與便秘交替出現，有時出現黏液便。

過敏原一侵入，來自胃平滑肌的痙攣產生的蠕動運動便進入失調狀態，食物亦因幽門部的痙攣而在胃內有較長時間的停留。從胃進入腸內的食物因腸的正常蠕動運動的消失便以較快速度通過腸，由於腸液分泌的亢進，吸收障害而引發下痢及水分的脫失。但因消化器官症狀與食物中毒，神經症狀引起的腸胃障害在症狀方面很相似，在鑑別上應注意。容易引發消化器官症狀的食品有牛奶、雞蛋、竹筍、麵、鯖魚等。

（二）皮膚症狀

1. 蕁麻疹：食物過敏症中除了消化器官症狀外，蕁麻疹最多。這是由於被吸收的食物過敏原（抗原）與附屬於皮膚組織的肥大細胞抗體反應游離出組織胺的結果。一般而言，蕁麻疹患者對組織胺的過敏性多為正常人的 100 倍以上。食物過敏性反應引起的蕁麻疹多出現於胸部、腹部、背部、腰部為主，攝取食物後約 30 分鐘至數小時之間發病，首先在皮膚出現局部性紅腫，逐漸散開而伴有激烈的搔癢，除了蕁麻疹之外，多伴有腹痛或下痢。

2. 濕疹：食物過敏症的皮膚症狀中呈現濕疹的形態者為僅次於蕁麻疹的多數。特別是小兒的濕疹，一般認為與食物有密切關係。過敏原食物主要者為牛奶、雞蛋，但有時魚類、穀類亦為原因食物。

（三）呼吸器官症狀

呼吸器官症狀有像吸入性過敏症的過敏性鼻炎、喘息等現象。但食物過敏性反應很少誘發喘息。一般認為會出現喘息者為其支氣管系對化學傳達物質特別敏感者。通常多伴有消化器官症狀。麵、竹筍、雞蛋、蒟蒻等為過敏原。

（四）其他症狀

食物過敏症的反應的症狀，除了上述者以外，尚有頭痛，特別是偏頭痛、微發燒。有時也有血尿或蛋白尿的出現。

四、食物過敏原

食品中容易成為過敏原者如下表：

表 3-12　容易成為過敏原的食品

動物性食品	雞蛋（全蛋、蛋白、蛋黃）及蛋製品，牛奶及奶製品，牛肉，豬肉，火腿，香腸，鯖魚，鰹魚，鮪魚，鯧魚，烏賊，魷魚，蝦，牡蠣，蟹。
植物性食品	黃豆及其製品（味噌、醬油、豆腐等），玉米，甘蔗，芋頭，茄子，番茄，菠菜，竹筍，麵粉及其製品。
其他	烏龍麵，麵包，蒟蒻，柑橘類，可可，酵母，啤酒，日本清酒，葡萄酒，威士忌，巧克力。

動物性食品中以蛋、牛奶、鯖魚、牡蠣最常見，植物性食品則以竹筍、茄子、芋頭最常見。最近除了天然食品外，食品中所添加的人工甘味劑、著色劑（色素）、漂白劑，以及殘留抗生物質等亦有成為過敏原的報告。

（一）過敏原的構造性

食物成分中為何只有其特定成分會引發過敏性反應？

一般而言，影響某一特定成分為過敏原的因素亦即其構造特性有下列幾種：

1.蛋白質

至目前已知的過敏原幾乎都是蛋白質。過敏原（抗原）係與免疫細胞相互作用。因此其分子必須在一定大小以上。蛋白質因可滿足這個條件，所以容易成為過敏原。低分子的糖、脂質等雖無法單獨成為產生抗體的抗原，但與蛋白質結合後，便有可能成為抗原。

2.異種性

免疫系統本來的功能就是認識異物，異物的比例愈高，異種性愈高者愈能使免疫系的功能提高，抗體的產生亦愈高。具體的說，人體中所沒有的蛋白質，在免疫作用產生抗體的量很高，因此成為過敏原的可能性很高。

3.分子量

要成為過敏原其分子必須超過一定大小，因此分子量亦為過敏原的特性之一。

4.消化難易度

食物過敏原必須通過消化管，因此在消化器官內較不容易被分解的蛋白質愈容易成為過敏原。卵黏蛋白（ovomucoid）為蛋過敏原，同時為胰蛋白酶（trypsin）的阻害劑，就是這個代表性實例。

5.量

過敏原作用於免疫系統產生的抗體——免疫球蛋白 E 的量受過敏原的量的影響很大，因此其發病亦受其影響。

（二）動物性食物過敏原

1. 蛋過敏原：雞蛋雖由蛋白部分與蛋黃部分構成，但其產生過敏性反應的原因主要來自蛋的蛋白部分的蛋白質。表 3-13 為蛋白部分的蛋白種類，以及其過敏原的相對活性。

表 3-13　雞蛋蛋白蛋白質種類及其過敏原活性

蛋白質種類名稱	在蛋白蛋白質中的比率（%）	過敏原活性
ovalbumin	54	++
ovotransferrin	12	
ovomucoid	11	+++
ovomucin	3.5	
lysozyme	4.4	++
ovoinhibitor	1.5	
ovoglycoprotein	1.0	
ovoflavoprotein	0.8	
※註：空白表示尚無試驗數據		

　　依表 3-13 知 ovomucoid 的過敏原活性在蛋白質中最高，ovomucoid 的分子量約為 28,000，屬於醣蛋白質，由一次構造（primary structure）類似的三個部分 P_1、P_2、P_3 構成。P_2 與 lgE 的結合性最高，而 P_3 與 IgG 的結合性較高。

2. 牛乳過敏原：牛乳中所含主要蛋白質成分及其過敏原活性如表 3-9，β—lactoglobulin 的過敏性反應引發能最強。β—lactoglobulin 在母乳中並不存在，對人體而言其異種性很高，一般認為這一點就是它成為過敏原的原因。其分子量約為 18,000。有報告指出對牛乳過敏患者實際進行皮膚試驗的結果，經加熱處理後與乳糖結合的 α—lactoglobulin 比 β—lactoglobulin 本身的過敏原活性高，也有人認為經消化管內分解產生的 β—lactoglobulin 的片斷（fragment）實際上可代表過敏原，惟尚待進一步的檢討。

α—lactoalbumin 亦為過敏原之一。casein 也是牛乳過敏性反應的原因物質，但其過敏原的作用機構尚待進一步的研究。

表 3-14　牛乳蛋白質種類及其過敏原活性

蛋白質種類名稱	在牛乳蛋白質中的比例（%）	過敏原活性
casein（酪蛋白）	80	++
α_{s1}-casein	30	
α_{s2}-casein	9	
β- casein	29	
κ-casein	10	
γ- casein	2	
whey protein（乳清蛋白）	20	
α—lactoabumin	4	++
β—lactoglobulin	10	
serum albumin	1	+
immunoglobulin	2	+
proteose peptone	3	
※註：空白表示尚無試驗數據		

以乳為原料調製的乳糖中含有高分子物質，其成分中也含有牛乳過敏原。這一部分係由蛋白質及糖構成。因此有人在乳糖調製過程中，由於加熱的關係，蛋白與糖產生梅納反應（Maillard reaction）結合的結果生成的複合體。

3. 魚貝類過敏原：鯖魚、鰹魚、鱈魚、蝦、牡蠣等過敏原雖然很常見，但有關其性質的報告並不多。挪威學者專注於鱈魚之研究，其過敏原已被單離出來，一次構造也已清楚。胺基酸末端基數為 113，分子量為 12,328，為魚肌肉中與鈣結合的蛋白質的一種。與前述的蛋過敏原的 ovomucoid 同樣，由具有相似構造的三部分構成。

（三）植物性食物過敏原

1. 黃豆及米的過敏原：在黃豆主要蛋白質成分中的 11S,7S,2S globulin 部分中，特別是 2S globulin 部分的過敏原性最高。米的蛋白質中的 globulin 經分為幾部分而以各種方法測驗其過敏原活性。

2. 麵的過敏原：日本群馬大學的黑梅等人已分離出 Ag・A、Ag・B、Ag・C 等三成分。活性較高的 Ag・C 為分子量 17,000 的蛋白質。

3. 其他：麵粉、蒟蒻、花生、咖啡及其他多種植物性食物均有引發過敏性反應的報告，但有關原因物質的化學特性的研究報告至目前還很少。

3-6 食物媒介傳染病

由微生物的傳染所引起的疾病，稱為傳染病，特別經由口中進入體內的傳染病，稱為經口傳染病。這些傳染病病原菌是以人為宿主（host）的寄生菌，對人有特別強的病原性，即使攝取微量的活菌（viable bacteria）也會引起疾病，以患者為感染源，再傳染至其他人而發生二次感染，引起廣泛的傳染者稱之。其與細菌性食物中毒有異，如表 3-15。

表 3-15　細菌性食物中毒與經口傳染之比較

	細菌性食物中毒	經口傳染病
發病所需菌量	由大量的活菌，或發病所需的毒素引起疾病（發病需要一定量以上的活菌量、毒素量）	即使少量的菌，在宿主腸內即可增殖而引起疾病
感染	最終感染，只由原因食物所引起的感染	大多由原因病原菌的污染導致的二次感染所引起，一有病患發生，連續成波紋狀傳播
預防	抑制細菌增殖，延長其達到致病或產生毒素的時間	預防較難
潛伏期	較短	較長
傳播	水系傳播較少	常發生水系傳播
免疫	似乎無免疫性	大都具免疫性

依傳染病防治法第三條所稱，傳染病係指由中央主管機關依致死率、發生率及傳播速度等危害風險程度高低分類之疾病，其分類如下：

一、第一類傳染病

指天花、鼠疫、嚴重急性呼吸道症候群等。

二、第二類傳染病

指白喉、傷寒、登革熱等。

三、第三類傳染病

指百日咳、破傷風、日本腦炎等。

四、第四類傳染病

指前三款以外，經中央主管機關認有監視疫情發生或施行防治必要之已知傳染病或症候群。

五、第五類傳染病

指前四款以外，經中央主管機關認定其傳染流行可能對國民健康造成影響，有依本法建立防治對策或準備計畫必要之新興傳染病或症候群。

中央主管機關對於前項各款傳染病之名稱，應刊登行政院公報公告之；有調整必要者，應即時修正之。

【註：下列傳染病分類表，業經行政院衛生署公告自 99 年 9 月 9 日生效在案。】

類別	傳染病名稱
第一類	天花、鼠疫、嚴重急性呼吸道症候群、狂犬病、炭疽病、H5N1 流感
第二類	白喉、傷寒、登革熱、流行性腦脊髓膜炎、副傷寒、小兒麻痺症、桿菌性痢疾、阿米巴性痢疾、瘧疾、麻疹、急性病毒性 A 型肝炎、腸道出血性大腸桿菌感染症、漢他病毒症候群、霍亂、德國麻疹、多重抗藥性結核病、屈公病、西尼羅熱、流行性斑疹傷寒
第三類	百日咳、破傷風、日本腦炎、結核病（除多重抗藥性結核病外）、先天性德國麻疹症候群、急性病毒性肝炎（除 A 型外）、流行性腮腺炎、退伍軍人病、侵襲性 b 型嗜血桿菌感染症、梅毒、淋病、新生兒破傷風、腸病毒感染併發重症、人類免疫缺乏病毒感染、漢生病（Hansen's disease）

第四類	疱疹 B 病毒感染症、鉤端螺旋體病、類鼻疽、肉毒桿菌中毒、侵襲性肺炎鏈球菌感染症、Q 熱、地方性斑疹傷寒、萊姆病、兔熱病、恙蟲病、水痘、貓抓病、弓形蟲感染症、流感併發重症、庫賈氏病、NDM-1 腸道菌感染症
第五類	裂谷熱、馬堡病毒出血熱、黃熱病、伊波拉病毒出血熱、拉薩熱

　　傳染病防治有別於細菌性食物中毒，食品常是許多傳染病的傳播媒介（Vehicle of transmission），常見的傳染病為傷寒（typhoid fever）、副傷寒（paratyphoid fever）、志賀氏菌症、鏈球菌性咽炎（Streptococcal pharygitis; septic sore throat）、白喉、布氏桿菌症、病毒性肝炎、阿米巴痢疾、霍亂（cholera）、旋毛蟲症和其他的感染，茲擇要說明於次。

一、傷寒與副傷寒

1. 病源：沙門氏桿菌中的傷寒桿菌。

2. 症狀：主要症狀為持續、漸增式的發燒，可達攝氏 40～41 度，伴隨有頭痛、身體不適和發冷；在腸胃道的症狀有便秘（主要在大人）或腹瀉（主要在小孩）、腹痛、肝脾腫大，其他可能出現的症狀包括心跳緩慢、流鼻血、軀幹上有玫瑰色斑點等。

3. 傳染方式：經由食物和水傳染，污染源來自患者的糞便或尿液，需注意的是有些帶菌者並不會發病，而恢復期中的病患排泄物中仍帶有病菌，約 3～5% 的病人會成為永久帶菌者。

4. 潛伏期：1～3 週，視感染細菌的數量而不同。

5. 併發症：不治療的傷寒會造成持續的高燒、厭食、體重下降，嚴重的甚至會有腸出血、腸穿孔、肝炎、腦膜炎、腎炎、心肌炎、氣管炎、肺炎、關節炎、骨髓炎等併發症。適當的治療（尤其是早期的治療），其治癒效果相當好。

6. 預防：改善環境衛生是減低傷寒發生率最好的方法，包括乾淨的飲水供應，排泄物的安全衛生處理等，而對於到高危險區旅遊者則可施打傷寒疫苗；此外若有疫情爆發，應儘快找出所有可能的傳染源並加以控制。

二、志賀氏桿菌病

1. 病原菌：志賀氏菌

2. 症狀：菌體在腸道繁殖，如穿破腸道上皮細胞，可能造成潰瘍，亦會出現腹痛腹瀉、膿血黏便、發熱等症狀。慢性遷延型，通常由急性菌痢治療不徹底等引起。病程超過 2 個月，時癒時發，大便培養陽性率低。志賀氏菌帶菌者有三種類型：

    (1) 健康帶菌者，是指臨床上無腸道症狀而又能排出痢疾桿菌者。這種帶菌者是主要傳染源，特別是飲食業、炊事員、和保育員中的帶菌者，潛在的危險性更大。

    (2) 恢復期帶菌者，是指臨床症狀已治癒的病人，仍繼續排菌達 2 周之久者。

    (3) 慢性帶菌者，是指臨床症狀已治癒，但長期排菌者。

3. 傳染方式：志賀氏菌引起的細菌性痢疾，主要通過消化道途徑傳播。根據宿主的健康狀況和年齡，只需少量病菌（至少為 10 個細胞）進入，就有可能致病。

4. 潛伏期：本病潛伏期為數小時～7 天，多數 1～2 天。

5. 預防：控制志賀氏菌流行最好的措施是良好個人衛生和健康教育，水源和污水的衛生處理能防止水源性志賀氏菌的爆發。

三、鏈球菌性咽喉炎

1. 病原菌：鏈球菌

2. 症狀：由鏈球菌引起的喉嚨痛，伴有一些癢，或是非常痛，尤其是在吞東西時。大多時候會伴隨大於 38 度的發燒、頭痛、肚子痛和頸部淋巴結腫大。

3. 併發症：關節炎、心臟病的風溼熱，或是腎臟病。

四、白喉

1. 病原菌：白喉棒狀桿菌，屬於革蘭氏陽性菌。

2. 症狀：一種急性呼吸道傳染病，主要侵犯扁桃腺、咽頭、喉頭、鼻等上呼吸道，偶爾亦侵犯皮膚或其他黏膜（如結膜），這些被侵犯的部位因外毒素的作用導致組織壞死，病灶處形成灰白色膜，四周伴有發炎現象。

一般根據感染部位的不同分為四種，且臨床特徵稍有不同：

(1) 咽門白喉：中等程度喉痛、頸淋巴結腫大及壓痛感，嚴重者咽部呈現水腫及腫脹。

(2) 喉白喉：在嬰兒及幼兒較嚴重。

(3) 鼻白喉：常呈慢性症狀，且較輕微，並以單側鼻腔排泄及脫皮為特色。

(4) 皮膚白喉：病灶變異性高，患病 2 至 4 週之後，因吸收大量毒素，引起腦、周圍運動與感覺神經麻痺及心肌炎等嚴重病變。

3. 傳染方式：接觸病人、帶菌者（飛沫傳染）或接觸被病人呼吸道分泌物污染之器具皆可造成感染，鮮奶也是重要媒介之一。

4. 潛伏期：一般是 2～5 天，偶爾更長。

5. 預防：預防白喉最有效之方法是疫苗注射，疫苗為三合一疫苗（DPT），我國現行之注射時程如下表：

適合接種年齡	接種疫苗	接種數
出生滿二個月	白喉（diphtheria）、百日咳（pertussis）、破傷風（tetanus）DPT 三合一疫苗	第一劑
出生滿四個月		第二劑
出生滿六個月		第三劑
出生滿一年六個月		追加
國小一年級	破傷風、減量白喉疫苗（Td）	追加

為維持免疫力，必要時每 10 年追加一劑 Td。高危險暴露群之衛生人員，應全部接種疫苗。

五、布氏桿菌症

1. 病原菌：布氏桿菌（*Brucella spp*）細菌感染動物引起，主要有六種：

(1) 布氏桿菌（*Brucella abortus*）。

(2) 馬爾他布氏桿菌（*Brucella melitensis*）。

(3) 豬布氏桿菌（*Brucella suis*）。

(4) 木鼠布氏桿菌（*Brucella Neotomae*）。

(5) 羊布氏桿菌（*Brucella ovis*）。

(6) 犬布氏桿菌（*Brucella Canis*）。

2. 症狀：是一種人畜共同傳染病，人類感染後臨床上會產生波狀熱，患者持續間歇發燒、全身關節酸痛等，若未治療或對症治療，有時會引發腎臟炎等而致命。

3. 傳染方式：感染之途徑以口鼻、眼結膜及生殖道黏膜為主，此外可經乳汁、交配及皮膚傷口感染。人感染布氏桿菌後會引發波狀熱（undulant fever）。

4. 預防：照顧處理動物的人員應穿著適當的保護衣物及落實良好個人衛生以預防感染。

六、病毒性肝炎

目前在臨床上已可以確認的病毒性肝炎有六種：A 型、B 型、C 型、D 型、E 型及 G 型肝炎。

（一）A 型肝炎

A 型肝炎病毒被歸類為腸病毒 72 型，是屬於小病毒科，直徑大約在 27nm，其是一種 RNA 病毒，人類是其唯一宿主。一旦感染 A 型肝炎後，其潛伏期在 15～50 天之間（平均在 28～30 天），主要是經由糞－口途徑傳染，因此在症狀出現前的一、兩個星期便可以在糞便中，尋找出 A 型肝炎病毒顆粒；而在肝功能發生異常或者出現症狀時，病毒由糞便的排泄量反而減少，而此時罹患個體會逐漸產生 A 型肝炎相對應的抗體，某些爆發性 A 型肝炎大流行的地方，主要導源於污染的飲水、生食海產以及生冷的食物，而絕少是經由非腸胃道之血液途徑傳染。

　　在開發中國家之健康成年人口群中，個體本身都已具有 A 型肝炎抗體的存在，因此在這些地方很少會發生 A 型肝炎的大流行。

（二）B 型肝炎

　　B 型肝炎病毒是屬於 DNA 病毒，其直徑大約在 42nm，其核心抗體的直徑亦在 27nm，而核心的外圍被另一層特殊的脂蛋白被膜（或稱包膜或外套）所圍繞，稱之為 B 型肝炎表面抗原，由 B 型肝炎表面抗原不同的抗原表現型，可以將 B 型肝炎病毒分為四個不同的亞型，而不同的亞型亦具有其特殊的地理分布特性，而不同的亞型亦可以發生相互免疫交互保護的作用；但無法從臨床症狀來判定何種亞型的感染。

　　B 型肝炎病毒可以寄生在人類及屬於靈長類的猩猩之個體上，其可以經由體液或排泄物而感染，其中包括血液、唾液、精液以及陰道分泌物，主要經由打針注射（靜脈注射、肌肉注射、皮下或皮內注射）、破損的黏膜皮膚（意外被污染的針頭扎到）、周產期感染以及性行為接觸等途徑而感染。

　　B 型肝炎病毒的潛伏期通常在 45～180 天（平均 60～90 天），其主要受到感染病毒數量、傳染途徑以及宿主抵抗力，而出現不同的潛伏期。

（三）C 型肝炎

　　C 型肝炎病毒是屬於黃熱病毒科，人類為其主要宿主，而在實驗室中亦可以感染黑猩猩。C 型肝炎病毒與 A 型及 D 型肝炎病毒同樣是屬於核醣核酸（RNA）病毒，其病毒大小約為 30～50 nm（nm＝千萬分之一毫米），比 A 型及 D 型病毒稍大，潛伏期約為 1～5 個月（平均 1.5～2.0 個月），比 B 型肝炎潛伏期稍長。

　　根據臨床觀察，C 型肝炎病毒在愛滋病罹患者以及某些長期靜脈藥物使用者，有較明顯及嚴重的症狀，而 C 型肝炎病毒除了 B 型肝炎病毒一樣會經由宿主免疫系統反應來導致肝細胞的傷害之外；亦有學者根據研究發現 C 型肝炎病毒本身對肝細胞也有直接殺害現象。C 型肝炎病毒感染的潛伏期，通常在 6～10 個星期左右，甚至某些感染個體會長達 4～5 個月。

在診斷上，可以利用免疫酵素分析法偵測 C 型肝炎特定抗體來確定診斷 C
型肝炎病毒的感染，而 C 型肝炎抗體通常是在急性感染 3 個月後才會出
現；但 C 型肝炎抗體本身並不具有中和 C 型肝炎病毒的作用，即其並非表
示罹患個體對 C 型肝炎有免疫保護的能力。C 型肝炎病毒感染者絕大部分
都不具有任何臨床症狀，而其中僅有四分之一與輸血有關的 C 型肝炎病毒
的感染，在臨床上會出現黃疸、全身倦怠、低度高燒以及右上腹脹等典型
的急性肝炎症狀；但事實上，絕大部分的症狀都是輕微的，而絕少會導致
猛爆性肝炎的發生；甚至某些個案在發現時已併發生成肝硬化，但卻絲毫
沒有半點臨床症狀；而大部分個體則經由捐血篩檢時，才發現自己是一個
C 型肝炎病毒的帶原者。

　　急性 C 型肝炎的肝功能檢查 GOT 或 GPT，通常小於每百毫升一千國
際單位以下，而僅有 10%的個案，其 GOT 或 GPT 會大於每百毫升二千國
際單位；而血清總膽紅素很少超過每百毫升 10～15 毫克；因此，C 型肝
炎病毒較少出現嚴重的肝功能異常現象。一般來說，急性 C 型肝炎很少會
進行衍生猛爆性肝炎，而肝功能檢查中的 GOT 及 GPT 通常都在正常上限
的兩倍左右起伏；但某些個案甚至在 GOT 及 GPT 幾乎接近正常時又再次
引發另一次急性發作。因此，並非 GOT、GPT 正常就表示 C 型肝炎已經
痊癒了。

　　只要 C 型肝炎罹患者接受支持性治療，再加上適當的休息以及營養的
調理，在數星期至數個月左右，其臨床症狀及肝功能都會逐漸恢復正常，
而在感染罹患者中有 10～30%個案都會自然緩解，並能將病毒排除體外，
但不幸的卻有 70～90%的罹患者會步入慢性肝炎的階段。

（四）D 型肝炎

　　D 型肝炎病毒是一種直徑大小在 35～37nm 的類病毒顆粒，主要由特
殊的核心抗原（稱之為 delta 抗原）以及外部套以 B 型肝炎病毒表面抗原
而形成具有感染性的病毒顆粒，其亦是 RNA 病毒；此外，D 型肝炎病毒
是一種具有缺陷的病毒，其無法獨自感染宿主細胞，而必須與 B 型肝炎病
毒同時感染宿主，才能夠達到其繁殖及生長的目的。除此之外，D 型肝炎

病毒亦可以感染 B 型肝炎帶原者，而成為所謂的「同期感染」；此外，根據臨床病毒學的研究探討，發現 D 型肝炎病毒的感染可以抑制 B 型肝炎病毒的活躍。

人類是 D 型肝炎病毒的主要感染宿主，其感染途徑相類似於 B 型肝炎病毒，亦可以經由性行為而感染，但周產期的感染個案較為少見。根據動物實驗的研究發現 D 型肝炎病毒的潛伏期大約在 2～10 個星期左右，而其在人類中的潛伏期尚未有明確的定論。D 型肝炎病毒主要發現於 B 型肝炎病毒的高盛行區，其中包括非洲及亞洲、南美洲以及義大利南方；根據一項有趣的研究發現 B 型肝炎帶原妓女有較高的 D 型肝炎病毒感染率（大約在 21.1%左右）。

D 型肝炎的感染通常是突發性，其臨床症狀及表徵與 B 型肝炎感染相類似。在臨床上，D 型肝炎病毒的感染會導致慢性 B 型肝炎的急性惡化，D 型肝炎可以自限痊癒亦可以進行為慢性 D 型肝炎。因此，在 B 型肝炎帶原者的自然病史中，假若突然發生肝功能急性惡化，亦要考慮是否有 D 型肝炎病毒的感染。根據流行病學的探討，在臨床上有 25～50%的猛暴性 B 型肝炎是導源於 D 型肝炎病毒的「再次感染」，而 D 型肝炎的「再次感染」亦形成慢性 D 型肝炎，在臨床上，可以經由偵測 D 型肝炎抗體來篩檢出 D 型肝炎的感染，而偵測其 IgM 球蛋白亦可以診斷出急性 D 型肝炎（同期感染）的存在。

目前尚未發展出有效對抗 D 型肝炎病毒的藥物。但在臨床上可以經由 B 型肝炎疫苗的接種注射，來減少慢性 B 型肝炎病毒之帶原率，以達到遏阻 D 型肝炎病毒的傳染及感染。

（五）E 型肝炎

E 型肝炎病毒是屬於 RNA 病毒之一種，其在臨床流行病學的形態與 A 型肝炎病毒相類似，E 型肝炎病毒本身的直徑大約在 29～32nm 之間，是屬於杯狀病毒科，人類是其主要宿主，但亦可在黑猩猩以及 Cynmolgus macaques（一種類似獼猴的動物）之間互相傳染。

E 型肝炎病毒主要是經由糞-口途徑傳染的，而在某些地區的爆發性大流行亦主要由於飲水被污染（因大雨洪水污染水源）以及污染食物而造成地區性大傳染。

E 型病毒的主要流行地區包括有印度、尼泊爾、巴基斯坦、蘇聯、阿爾及利亞、利比亞、索馬尼亞以及中國大陸，這些國家都曾經發生過區域性的大流行，被感染罹患者亦主要是男性年輕人，而被感染孕婦的死亡率約在 10～20%之間。

根據台灣本土的流行病學研究探討，發現在南部某些地區之未分類的急性病毒性肝炎罹患者中，其血清中偵測出 E 型肝炎病毒之抗體高達 22%。

在臨床上，絕大部分急性 E 型肝炎罹患者在感染 E 型肝炎病毒之後，都能夠產生相對應具有免疫保護能力的 E 型肝炎抗體，而不會演變為慢性肝炎。

（六）G 型肝炎

G 型肝炎病毒是屬於黃熱病毒科，是近年（1995 年）才被發現的「超肝性病毒」，其主要經由非胃腸道（打針注射）的途徑而傳播感染，其會造成感染者持續出現慢性「病毒血症」的期間將近 10 年。根據流行病學的探討，G 型肝炎病毒的感染率在靜脈藥物成癮者中占 50%，血液透析者中占 30%，血友病罹患者中占 20%，而慢性 B 型或 C 型肝炎罹患者中占 15%；雖然如此，目前仍未有明顯證據顯示 G 型肝炎病毒會造成較高嚴重性的肝疾病。

根據病毒學的研究，G 型肝炎病毒亦屬於黃熱病毒屬種，其基因構造中之 25%排序類似於 C 型肝炎病毒及其他屬於黃熱病毒科之病毒。

由於 G 型肝炎是新近被發現的「超肝炎性病毒」，因此其確實的臨床意義並不是很清楚，雖然其可以感染猩猩，但在臨床上感染個體卻未曾出現肝功能異常之現象，以及其他肝切片組織異常的病理變化。根據流行病學的探討，在美國地區的供血者中的 G 型肝炎感染率在 1～2%之間，而其在全人口群的感染率較高於 C 型肝炎，而其高危險群與 C

型肝炎相類似，其中包括反覆性輸血、靜脈藥物成癮者以及血友病罹患者。

　　罹患 G 型肝炎所呈現的臨床症狀都是較為輕微，或許僅有輕度的肝功能異常現象，但根據日本的文獻報告，G 型肝炎的感染亦會導致猛爆性肝炎的發生，而在日本的血液透析治療者中，其 G 型肝炎的發生率竟然高達 3.1%，而其中亦有不少罹患者具有相當程度的肝功能異常現象。根據長期的臨床追蹤，發現 G 型肝炎可以持續存在於個體大約 10～16 年左右。

七、阿米巴痢疾

1. 病源：痢疾阿米巴原蟲（*Entamoeba histolytica*）為本病之致病原。
2. 症狀：痢疾阿米巴主要寄生於腸道，大部分感染者症狀不明顯，但痢疾阿米巴可能侵入宿主的腸壁組織，引發腸道症狀，輕微者腹部不適、間歇性下痢或便秘，重者伴隨發燒、寒顫、血便或黏液軟便，此外，也可能發生次發性腸外感染，其中以肝膿瘍（liver abscess）最為普遍，更甚者為肺膿瘍或腦膿瘍等。
3. 傳染方式：經糞口途徑傳染，主要藉由糞便中之囊體污染的飲用水、食物病媒（如：蟑螂、蠅）傳染；亦可能由口對肛門的接觸行為造成。
4. 潛伏期：潛伏期約 2 至 4 週，但長短極為懸殊，可由數日至數年不等。
5. 預防：
   (1) 注意個人衛生習慣、飲食衛生、手部清潔及家庭廢水之妥善處理，可防止感染。
   (2) 帶蟲者除治療外，應注意飯前、便後洗手。
   (3) 糞便妥善處理，最好使用密閉式抽水馬桶。
   (4) 公用水源之妥善消毒，避免糞便污染水源。
   (5) 避免吃生菜及煮沸飲用水。
   (6) 檢查和治療從事飲食業的帶蟲者及慢性患者。
   (7) 水源或蓄水設施與污染源（如廁所、化糞池等）應具隔水性並至少距離 15 公尺以上。

(8) 紗罩隔離食物或剝皮水果，避免被病媒（如：蠅、蟑螂）接觸污染。

(9) 避免口對肛門的接觸行為。

八、霍亂

1. 病源：霍亂弧菌。

2. 症狀：急性的腹瀉、嘔吐、造成急速大量的脫水，不治療的話可在數小時內造成死亡。伴隨症狀有因電解質流失造成的肌肉痙攣及其他因體液流失造成的症狀，其糞便的特色為像洗米水一樣灰灰濁濁的。

3. 傳染方式：主要是經由飲水所傳染，污染來自患者的嘔吐物或糞便，也可經由食物傳染但較少見。

4. 潛伏期：約 1～2 天。

5. 併發症：可能因體液過分流失導致休克，進而產生腎衰竭；不過只要適當的治療及補充失去的水分及鹽分就可改善病況，而在數天內就能自行痊癒。

6. 預防：乾淨的飲水供應、排泄物的安全衛生處理、食物保存、處理過程的注意個人良好的衛生習慣都是降低霍亂發生率的有效方法。

7. 治療：儘速地補充水分、電解質及鹽分，即可有效治療，有時給與抗生素（tetracycline 或 doxycycline）可減低體液的流失及加速菌體的排出。

九、其他

（一）狂牛病

其真正病名應稱為牛之腦海綿狀病變（Bovine Spongiform Encephalopathy, BSE），其原本發生於山羊及乳羊的搔癢症（Scrapie），是一種已知的傳染性疾病；在 1985 年，英國牛隻因食用了感染 Scrapie 而死亡的羊隻所作成的飼料後，發生了新的牛隻疾病——BSE，並觀察出造成 Scraspie 疾病的此種特殊蛋白質粒子（並非病毒，也非立克次體或細菌）會引發不同物種間的相互傳播。但動物與人之間的傳播仍未被證實。如果把牛隻的腦

放在顯微鏡仔細觀察，結果發現腦內的細胞巢遭到破壞，出現了無數的空洞，看來就像是海綿一樣。

臨床上，感染 BSE 的病牛，潛伏期有 22 個月至 15 年之久，發病時有多種的臨床症狀：緊張、焦躁、疾走、觸覺過度敏感、易受驚嚇、磨牙或有身體皮膚劇癢情形，共濟失調與乳量下降也常發生於感染 BSE 的牛隻。但通常沒有明顯的體溫升高情形。此疾病病程緩慢，通常病牛發病 3 週至 6 個月後死亡。

由流行病學的調查發現，BSE 是由一種可傳染的病原所致，但是這種病原即非細菌也非病毒，無法歸屬於任何傳統分類的病原及項目，該病原是一種不具核酸的 Prion 蛋白質，簡稱 PrP。事實上 PrP 有兩種異構物，其中正常的 PrP 存在於所有的脊椎動物的細胞內，稱為細胞型（Cellular）PrP，簡稱為 PrPC，在海棉狀腦病的腦部組織中所發現的變異型 PrP 因為類似搔癢症（Scrapie）所見的 PrP，則簡寫為 PrPSc，PrPSc 不會刺激宿主產生免疫反應。

PrPSc 對紫外線、幅射照射、高溫及消毒劑的抵抗力極強，一般常用的物理化學方法無法不活化 PrPSc。以溫度言，冷藏及冷凍可長久保存 PrPSc 的活性，一般的濕熱式高溫滅菌溫度達 134～138℃ 18 分鐘都無法使 PrPSc 完全喪失活性，以乾熱式高溫滅菌溫度達 360℃ PrPSc 都可以維持活性達 1 小時。以消毒劑言，房舍的表面消毒需用 2%次氯酸鈉或 2N 氫氧化鈉至少 1 小時，設備的消毒需用 2%次氯酸鈉或 2N 氫氧化鈉至少過夜。在有乾燥的有機物或動物組織保護下，很難將 PrPSc 不活化，換言之，一般的化學藥品都不易將 PrPSc 不活化。有證據顯示搔癢症的病原可在土壤中存活 3 年。

1985 至 1995 年，狂牛病似瘟疫般弒掉英國牛群。狂牛病在英國迅速擴散，經調查後的原因為——食物污染。牧農以一種肉與骨綜合的粉狀蛋白質補充品作為飼料，其成分為利用報廢牲口骨肉磨粉、煮熟、曬乾而成。由於狂牛病的潛伏期長，再加上英國政府處理不當，因此病牛肉仍被用於人類食用，其餘內臟、肌肉、骨頭及油質都被充分利用，做成飼料，將狂牛病擴散至其他健康的牛、羊、貓、和各種動物，甚至人類。

　　由於狂牛病和羊搔癢病的症狀以及病變有許多相類似之處，英國政府表示「骨粉中使用了含羊搔癢病的羊，牛吃了這種受到污染的骨粉極有可能會有狂牛病」，而於 1988 年宣布禁止使用骨粉。但是 1992 至 1993 年期間，狂牛病的流行達到顛峰，每個月約有 3,500 頭，全年總計 4 萬頭牛隻因而死亡，雖有人認為這些牛可能是在禁止使用骨粉前已經受到感染，經過 4、5 年的潛伏期才發病，不過真正的流行原因，始終無人知曉，幸後來發病的數量有明顯減少的傾向，英國民眾也放下了心中的一塊大石頭。

（二）李斯特菌中毒

　　李斯特菌是 1926 年英國內南非裔科學家穆里在病死的兔子體內首次發現，為紀念近代消毒手術之父、英國生理學家約瑟夫·李斯特（1827～1912），1940 年被第三屆國際微生物學大會命名為李斯特菌。Bergey's Manual of Systematic Bacteriology 將李斯特菌分為 5 種，分別為 *Listeria monocytogenes*、*Listeria innocua*、*Listeria welshimeri*、*Listeria seeligeri*、*Listeria ivanovii*。然而在 1987 年，Rocourt et .al 始將李斯特菌區別為七種，其中按照親緣關係的遠近分出兩條線，一條是上述五種，另一條則為 *Listeria grayi*、*Listeria murrayi*。

　　可由土壤植物或人類和動物的糞便中、鳥類的排泄物中分離出來。為革蘭氏陽性菌、不產孢、具移動性、兼性厭氧，在簡陋的培養下，或培養的時間過長，會長出 6～20 μm 的鞭毛，其直徑為 0.4～0.5 μm、長度 0.5～2.0 μm、圓形末端。培養後置於 37℃下培養 24～48 小時菌落的大小和型態在所有的李斯特菌皆極為相似。生活在酸鹼度較寬廣的環境（如土壤）和低溫下，在冷藏食物中可在 4～8℃繁殖，這項很特別的特性常作為分類的依據。

　　李斯特菌在自然界分布非常廣泛，存在於土壤、污水、動物糞便、植物（蔬菜）、及其他多種食品中。其中，人類從食品攝入過程中感染李斯特菌的機率最大，而疫情高發人群主要是老人、兒童、孕婦等抵抗力較差者。

　　據聯邦食品機構網站稱，感染李斯特菌的症狀包括健康成人各體出現輕微類似流感症狀，新生兒、孕婦、免疫缺陷患者表現為呼吸急促、嘔吐、

出血性皮疹、化膿性結膜炎、發熱、抽搐、昏迷、自然流產、腦膜炎、敗血症直至死亡。

李斯特菌的特性是怕熱不怕冷，該菌在 4℃的環境（冰箱裡的溫度）中仍可生長繁殖，在-20℃的環境裡也可存活 1 年，是冷藏食品威脅人類健康的主要病原菌之一。不過，李斯特菌 58～59℃的環境裡只要 10 分鐘就可以殺滅，在沸水中存活的時間更短。它廣泛存在於自然界中，該菌在 4℃的環境中仍可生長繁殖，是冷藏食品威脅人類健康的主要病原菌之一，因此，在食品衛生微生物檢驗中，必須加以重視。肉類、蛋類、禽類、海產品、乳製品、蔬菜等都已被證實是李斯特菌的感染源。

食用之前先行加熱、在處理完未經煮熟的食物後，手、刀和砧板洗乾淨，就能有效防止被感染李斯特菌。不過需要提醒大家的是，牛奶及奶製品也是李斯特菌的滋生源之一，所以喝牛奶的時候要小心（特別是抵抗力差的孩子和老人），必要的時候煮沸後再喝。

（三）小孩肉毒桿菌中毒

許多父母認為蜂蜜比其他甜味劑營養豐富，喜歡用蜂蜜給嬰兒的食物調味。但專家呼籲，這可能導致嬰兒肉毒桿菌中毒。

英國近期爆出多起肉毒桿菌中毒案例，而且患者都是不滿 1 歲的嬰兒。雖然目前無法確定這些嬰兒為什麼會肉毒桿菌中毒，但這些嬰兒發病前都曾食用蜂蜜，可能就是這些蜂蜜導致嬰兒肉毒桿菌中毒。

英國食品標準局警告，1 歲以下的嬰兒腸胃道與成人不同，嬰兒腸胃系統尚未建立完成，因此食用蜂蜜將使肉毒桿菌芽胞在腸胃中增生，導致中毒，可能會引起嚴重的疾病，甚至導致癱瘓。

蜂蜜中含有肉毒桿菌的芽苞，成人的腸胃免疫系統，很容易就可以將芽胞殺死，但是嬰兒未發育完成的腸道對芽孢毫無抵禦力，讓芽胞容易在腸道生長，逐漸產生神經毒素，進而導致肉毒桿菌中毒。

肉毒桿菌通常以休眠的形式生活在土壤和灰塵中，偶爾會存在蜂蜜中。嬰兒因食用蜂蜜而導致肉毒桿菌中毒的例子雖然不多，但若發生就會十分嚴重，會導致肌肉無力和呼吸困難。

英國食品標準局的營養學家 Sam Montel 說：「6 個月大的嬰兒只需要
母乳和嬰兒配方食品，不要以蜂蜜紓解咳嗽或補充營養，代價太大了。」

但是嬰兒的腸道卻沒有足夠的防備，芽胞很容易落地生根，逐漸產生
神經毒素。

嬰兒肉毒症是最常見的肉毒桿菌中毒病例，從 2 周大至 1 歲的病例都
有。絕大多數在 6 個月以下的嬰兒，死亡率約百分之 1 到 2。非特異性便
祕、肌無力、餵食困難、流口水和哭聲無力等，進一步發生弛緩性麻痺和
呼吸困難。還可能因為傷口碰到肉毒桿菌芽孢，稱為傷口肉毒症，芽孢慢
慢滋生，產生毒素。

肉毒桿菌主要經口傳染，被污染的食用罐頭食品、真空包裝物、臘腸、
調味品，都可能造成肉毒桿菌中毒。通常半天就可能發作，偶見達數日的
病例。

（四）貝類中毒

貝類中毒（shellfish poisoning）係指誤食有毒貝類引起的中毒症。毒素
與食物鏈有關，由藻類產生毒素後，貝類攝食有毒藻類（dinoflagellates），
毒素可與寄主共存，人或其他動物誤食時則引起中毒。依中毒狀況不同可
分下列各型：

1.麻痺性貝毒素（paralytic shellfish toxin）

麻痺性貝毒素（paralytic shellfish toxin）：係指存在於多種藻類的一
種引起麻痺性貝類中毒的毒素，可經由食物鏈傳遞而進入其他海洋生物。
毒素的產生與水域中藻類大量繁殖形成紅潮有關。貝類或其他海洋生物攝
食有毒渦鞭毛藻如塔瑪藻（Gonyaulax tamarensis）後，毒素進入其體內。
此種毒素含多種複合物，包括 saxitoxin（C10H17N7O4-2HCl）、gonyautoxin
I-IV 及 neosaxitoxin 等多環醚類化合物，係神經毒。其作用機轉與河豚毒
素類似，可抑制鈉離子通道而阻斷神經傳導及骨骼肌細胞去極化。對人之
經口致死量約 14mg。

2.麻痺性貝類中毒（paralytic shellfish poisoning, PSP）

麻痺性貝類中毒（paralytic shellfish poisoning, PSP）：指誤食含巨蚌毒素（saxitoxin）或其他相關毒素之貝類而引起的中毒症。致病貝類主要為西施舌貝（purple clam, hiatula diphos），臺灣地區亦曾有多次中毒事件報告，最嚴重的一次發生於民國 75 年。中毒之潛伏期約 30 分鐘，持續時間多在 12～24 小時。主要症狀與河豚毒素極類似，包括唇舌麻木感、肢端麻木及漸進性麻痺、頭痛、眩暈、運動失調、身體漂浮感、吞嚥困難、言語困難、暫時性失明等神經症狀；並可有噁心、嘔吐等表徵，但與河豚中毒不同的是麻痺性貝類中毒不會有低血壓。嚴重中毒者可能會呼吸困難、呼吸衰竭，嚴重者可致死。一般而言，如經 24 小時仍存活且無併發症者，預後良好。治療主要以呼吸照顧及其他支持性治療為主。

3.神經性貝類中毒（neurotoxic shellfish poisoning, NSP）

神經性貝類中毒（neurotoxic shellfish poisoning, NSP）：指誤食含神經性貝類毒素之貝類而引起的中毒症。致病毒素為一種多環醚類（brevetoxin），至少含有 3 種以上的毒素（A～C），由 Ptychodiscus brevis 所生成，對熱穩定、具脂溶性，作用機轉主要為持續的刺激神經，導致神經肌肉末稍之抑制；另外也可促進鈉離子由 h 通道進入細胞內，造成乙醯膽鹼興奮而使氣管平滑肌收縮。潛伏期約 15 分鐘至 18 小時（平均 3 小時），持續時間 1～72 小時（平均 17 小時）。腸胃及神經症狀多同時發生，主要症狀為唇舌麻木感、冷熱感覺異常、肌痛、眩暈、運動失調、頭痛、倦怠、心搏變慢、反射降低、瞳孔放大等神經症狀；並可能有噁心、嘔吐、腹痛、腹瀉、便血等。嚴重者可導致抽搐、昏迷及呼吸衰竭而致死，但少見。如接近已有紅潮形成之水域，人也可能吸入毒素而引起呼吸道刺激症狀如咳嗽、氣管痙攣、氣喘等。

4.失憶性貝類中毒（amnestic shellfish poisoning, ASP）

失憶性貝類中毒（amnestic shellfish poisoning, ASP）：指誤食含失憶性貝類毒素之貝類而引起的中毒症。1987 年加拿大發生 107 位個案中毒事

件。致病毒素為 domonic acid 由 Nitzschia pungens 所生成，構造與 glutamate 及 kainic acid 類似。潛伏期約 15 分鐘至 38 小時（平均 5 小時）。主要症狀為記憶喪失、心律不整、血壓不穩、眼肌麻痺、半身麻痺、不自主咀嚼、扮鬼臉等神經症狀；嚴重者則會產生痙攣及昏迷。另外也可產生噁心、嘔吐、腹痛、腹瀉等症狀；部分病人會有長期性前行性記憶喪失，感覺及運動神經病變。

麻痺性貝毒是一群構造相似，在酸性條件下安定的小分子水溶性神經毒素的總稱，目前已知至少有 24 種形式。其中較為世人熟知的是巨蚌毒素（saxitoxin），歐美地區的麻痺性貝毒事件多是由這型毒素引起的。而臺灣及日本地區的麻痺性貝毒，則多由另一群膝溝毒素（gonyautoxin）所引起。毒量的單位以老鼠單位表示，一個老鼠單位是指使一隻 20 克的老鼠在 15 分鐘死亡的毒劑量。對人類而言，約 3 千個老鼠單位就足以中毒死亡，致死劑量相當於 0.5～12.5 毫克的毒素。

麻痺性貝毒如何造成人類中毒呢？這就得先由人類的神經通道說起。我們的神經細胞膜內分別有鈉離子與鉀離子通道，當神經暫時停止活動時，鈉離子通道關閉而鉀離子通道開放，這時因膜內外鉀離子的濃度差所造成的電壓稱為鉀電位。當神經受刺激活動時，鈉離子通道即刻開放，使鈉離子大量湧入膜內，導致原本的鉀電位轉變為鈉電位，並沿著神經膜表面逐次連續且迅速地傳遞，這就是神經訊息的傳導方式。

這些麻痺性貝毒的作用便是阻斷神經與肌肉細胞間的鈉離子通道，使鈉離子無法進入神經與細胞膜內形成鈉電位，干擾神經傳導作用，進而麻痺神經與肌肉。至於貝類本身為什麼不會受到麻痺性貝毒的毒害呢？由於不同生物物種對麻痺性貝毒的耐受性有極大的差異，因此有學者推論一些貝類的神經傳導主要是利用鈣離子通道，使得所受的影響較小。但是毒量若是蓄積太高，貝類也會出現一些如開口、活動遲緩、黏液增加、斧足伸出、死亡等症狀。

麻痺性貝毒對熱相當穩定，不易藉由煮、炸、烤等烹調方式加以破壞。若不幸誤食含有這種毒素的食物，約 15 分鐘後口舌會先出現灼熱與麻木刺痛感，隨後蔓延至臉、頸、手臂及腳趾，30 分鐘後腕頸四肢末端麻痺，

出現吞嚥困難、語言障礙等腦部官能障礙，以及全身肌肉感覺無力、運動失調並有飄浮感等神經傳導障礙症狀，最後導致無力呼吸而引起心肺衰竭及缺氧致死。

除了上述典型症狀外，麻痺性貝毒中毒也會出現腹痛、噁心嘔吐、腹瀉等不同程度的腸胃道不適，以及喉嚨或胸部悶痛、流涎、頭痛、全身倦怠、嗜睡，甚至會有暫時性失明的現象，不過在毒性發作過程中通常不會有意識不清及低血壓發生。中毒後的 1、2 個小時是急救的黃金時期，這時毒性發作最快，必須立即就醫。若救助得宜，這些症狀一般可在 12 小時後逐漸自行恢復。由於麻痺性貝毒並不會造成中樞神經的損害，痊癒後大多不會有後遺症。麻痺性貝毒中毒的死亡率約為 8～10%，幼童對麻痺性貝毒的感受性較成人高。目前並沒有特效解藥，治療上主要是根據其症狀給予對症治療。在攝食後 4 小時內，可利用活性碳吸附毒素，或以鹼性的重碳酸鈉溶液利用毒素不穩定的特性來進行洗胃或灌腸。另外麻痺性貝毒所造成最大的危險是會發生呼吸麻痺，因此應同時給予支持療法，在呼吸器及呼吸劑的幫助下維持呼吸道的暢通。一旦出現呼吸困難或衰竭，必須及時採取氣管插管或氣管切開術進行人工呼吸，以降低死亡率。

3-7　台灣地區近年來食物中毒發生狀況

歷年來當食物中毒發生時，由通報系統得悉之資料。最後由衛生最高指導機構行政院衛生署彙整並就各相關資料關係做分析統計。如攝食場所、中毒原因、病因物質、被污染之場所、月份等分別統計，如表 3-16～3-21。

表 3-16　民國 70 至 99 年台灣地區食品中毒案件月別統計表

單位：件

年度	1月	2月	3月	4月	5月	6月	7月	8月	9月	10月	11月	12月	總計
70-79 年	32	17	46	50	59	55	89	75	111	71	41	33	679
80 年	1	5	7	10	14	4	7	8	10	14	7	6	93
81 年	2	1	10	3	7	17	8	9	17	8	4	2	88
82 年	3	0	5	5	5	15	13	8	13	7	2	1	77
83 年	7	5	2	14	14	16	10	7	7	7	5	8	102
84 年	1	7	7	12	17	16	20	9	13	9	9	3	123
85 年	7	8	6	8	18	19	29	20	35	15	10	3	178
86 年	7	1	11	8	53	40	38	15	23	20	10	8	234
87 年	7	2	9	15	34	21	16	20	16	17	15	8	180
88 年	6	5	7	10	12	28	30	17	12	7	9	7	150
89 年	13	8	5	11	19	26	22	40	28	19	9	8	208
90 年	7	5	8	11	18	19	23	21	23	21	11	11	178
91 年	12	6	17	3	19	30	26	36	40	29	22	18	262
92 年	23	13	10	16	14	21	22	34	55	14	17	12	251
93 年	27	20	24	15	32	18	20	34	28	19	22	15	274
94 年	17	22	9	14	26	27	28	30	24	21	18	11	247
95 年	18	20	16	14	15	27	26	25	27	30	33	14	265
96 年	29	25	10	16	25	26	17	14	32	18	12	24	248
97 年	20	28	22	22	27	21	31	25	28	18	13	17	272
98 年	20	18	28	24	40	24	29	42	41	32	36	17	351
99 年	78	55	25	26	50	25	27	27	54	48	49	39	503
總計	337	270	284	312	518	495	531	516	637	444	354	265	4,963

數據資料可能因未來修正而更新（依衛生署提供資料）2011/8/30

表 3-17　民國 70-99 年台灣地區食品中毒案件病因物質分類表

單位：件

年度	病因物質判明合計	細菌共計*	腸炎弧菌	沙門氏桿菌	病原性大腸桿菌	金黃色葡萄球菌	仙人掌桿菌	肉毒桿菌	其他	化學物質	天然毒	病因物質不明合計	總計
70-79年	337	299	144	23	40	96	44	7	7	12	26	342	679
80 年	47	42	12	3	0	23	13	0	1	3	2	46	93
81 年	55	49	20	3	4	18	15	0	0	2	4	33	88
82 年	57	54	25	0	0	24	12	0	2	2	1	20	77
83 年	68	62	35	5	2	13	12	0	0	1	5	34	102
84 年	79	75	46	8	7	12	11	0	4	2	2	44	123
85 年	128	122	105	9	1	7	7	0	1	0	6	50	178
86 年	180	177	160	4	0	14	15	0	0	0	3	54	234
87 年	117	114	102	5	0	3	12	0	0	0	3	63	180
88 年	96	91	75	7	0	6	12	0	0	1	4	54	150
89 年	126	116	84	9	1	22	5	0	0	2	8	82	208
90 年	86	78	52	9	0	9	8	0	3	1	7	92	178
91 年	124	111	86	6	0	18	4	0	1	2	11	138	262
92 年	113	105	82	11	0	7	11	0	0	3	5	138	251
93 年	96	81	64	8	0	9	7	0	0	4	11	178	274
94 年	96	88	62	7	0	12	9	0	1	2	6	151	247
95 年	97	92	58	8	2	18	10	1	1	2	3	168	265
96 年	89	85	38	11	1	23	7	8	0	1	3	159	248
97 年	102	98	52	14	1	14	12	6	4	1	3	170	272
98 年	131	125	61	22	10	30	11	1	6	3	3	220	351
99 年	207	170	60	27	11	41	46	8	5	2	11	296	503
總計	2,431	2,234	1,423	199	80	419	283	31	36	46	127	2,532	4,963

細菌性中毒案件數之小計，為扣除重複計數之值。

數據資料可能因未來修正而更新（依衛生署提供資料）2011/8/30

表 3-18　民國 70-99 年台灣地區食品中毒案件原因食品分類表

單位：件

年度	原因食品計＊	水產品	水產加工品	肉類及其加工	蛋類及其加工	乳類及其加工	穀類及其加工	蔬果及其加工	糕餅、糖果類	複合調理盒餐	其他	病因食品不明	總計
70-79年	231	73	6	32	8	1	24	22	18	67	12	448	679
80年	34	5	2	7	1	0	7	5	6	3	1	59	93
81年	37	6	1	9	2	0	4	3	6	7	1	51	88
82年	31	5	0	6	0	0	2	4	3	19	0	46	77
83年	37	8	2	3	0	0	2	4	2	20	0	65	102
84年	39	7	0	1	0	1	5	2	3	23	3	84	123
85年	36	19	1	4	1	0	1	3	1	15	1	142	178
86年	47	12	3	7	2	1	1	0	3	21	0	187	234
87年	21	3	1	0	1	0	2	1	2	10	1	159	180
88年	18	6	0	3	0	0	1	1	0	6	1	132	150
89年	29	8	0	2	0	0	2	1	3	13	0	179	208
90年	21	5	0	2	0	0	2	3		7	2	157	178
91年	38	15	0	2	0	0	3	1	0	17	1	224	262
92年	27	7	0	0	0	0	4	1	0	14	1	224	251
93年	32	6	0	0	0	0	0	8	2	16	1	242	274
94年	34	7	0	5	0	0	2	2	0	18		213	247
95年	39	5	2	7	0	0	4	2	1	20	0	226	265
96年	30	4	0	5	1	0	6	1	0	13	0	218	248
97年	36	10	0	2	0	0	2	0	2	18	0	236	272
98年	55	4	0	2	0	0	3	0	4	14+28	1	296	351
99年	83	11	1	1	0	1	5	5	4	17+39	0	420	503
總計	955	226	22	104	18	3	80	68	63	425	27	4,008	4,963

＊原因食品判明案件數之合計，為扣除重複計數之值。

數據資料可能因未來修正而更新（依衛生署提供資料）2011/8/30

表 3-19　民國 70-99 年台灣地區食品中毒案件攝食場所分類表

單位：件

年度	自宅	供膳營業場所	學校	辦公場所	醫療場所	運輸工具	部隊	野外	攤販外燴	監獄其他	總計*
70-79年	295	116	130	94	1	3	11	9	6	14	679
80年	40	13	21	8	1	4	0	0	1	5	93
81年	25	19	25	10	1	1	2	1	0	4	88
82年	27	15	19	12	1	1	1	0	0	1	77
83年	25	25	30	15	1	0	4	1	2	0	102
84年	40	26	22	21	1	0	5	0	2	6	123
85年	49	61	27	24	1	1	3	2	4	6	178
86年	65	89	26	37	5	3	2	2	3	2	234
87年	55	54	39	18	2	1	4	2	3	2	180
88年	54	47	30	11	1	2	4	0	0	2	150
89年	17	103	35	29	3	4	3	4	2	9	208
90年	22	83	36	21	0	6	3	1	0	6	178
91年	30	104	51	24	0	0	6	2	6	39	262
92年	33	105	51	15	1	1	4	2	7	32	251
93年	31	127	56	27	0	4	4	0	5	22	274
94年	33	102	54	19	1	1	4	1	8	28	247
95年	41	117	47	24	3	2	11	0	7	16	265
96年	39	109	51	21	0	1	2	0	5	18	248
97年	39	125	48	22	3	0	1	1	3	30	272
98年	57	157	79	14	3	2	4	2	9+17	1+6	351
99年	65	246	116	22	3	3	2	1	19+14	2+10	503
總計	1,082	1,843	993	488	32	40	80	33	92	292	4,963

＊攝食場所案件數之總計，為扣除重複計數之值。

數據資料可能因未來修正而更新（依衛生署提供資料）2011/8/30

表 3-20　民國 80-99 年台灣地區食品中毒案件
食品被汙染或處置錯誤之場所分類表

單位：件

年度	自宅	供膳營業場所	學校	辦公場所	醫療場所	食品工廠	攤販	販賣地點	部隊	採集場所	野外	外燴監獄	其他不明場所	總計*
80年	9	23	3	2	0	4	3	10	0	1	0	9	37	93
81年	7	27	7	2	1	7	4	4	0	2	0	9	20	88
82年	9	43	8	2	0	2	0	1	1	0	0	10	1	77
83年	7	59	8	4	0	1	1	2	3	1	2	9	5	102
84年	4	39	5	8	1	10	4	2	4	0	0	26	20	123
85年	9	78	5	5	0	15	5	3	5	0	0	35	21	178
86年	11	128	9	10	2	17	2	1	1	0	0	45	9	234
87年	7	76	19	4	0	18	5	1	4	0	0	41	6	180
88年	11	57	13	5	0	11	2	8	3	0	0	36	4	150
89年	8	85	11	18	1	17	5	16	2	0	0	32	13	208
90年	13	67	7	8	0	28	2	11	3	0	0	27	12	178
91年	12	125	19	7	0	27	9	19	5	0	0	29	10	262
92年	19	125	11	0	0	33	10	9	3	0	0	30	11	251
93年	23	146	27	7	0	26	6	6	3	1	0	14	16	274
94年	20	79	10	5	1	16	6	8	2	0	0	17	83	247
95年	18	78	4	3	0	17	5	7	9	0	0	14	121	265
96年	19	105	11	2	0	10	8	7	2	0	0	7	77	248
97年	19	102	10	4	3	15	4	9	0	0	0	22	84	272
98年	24	176	22	3	2	36	14	19	5	1	0	17+0	7+25	351
99年	8	35	15	1	0	16	3	0	0	0	0	4	3+418	503
總計	257	1,653	224	100	11	326	98	143	55	6	2	433	1,003	4,284

＊食品被污染或處置錯誤場所案件數之總計，為扣除重複計數之值。

數據資料可能因未來修正而更新（依衛生署提供資料）2011/8/30

表 3-21　民國 85-97 年台灣地區食品中毒原因分類統計表

單位：件

年度	A	B	C	D	E	F	G	H	I	J	K	L	其他＊	總計＊＊
85 年	27	30	25	0	14	7	9	1	12	0	0	0	60	178
86 年	21	43	47	0	112	44	10	1	23	0	0	4	76	234
87 年	13	52	31	0	84	19	43	0	16	0	0	1	62	180
88 年	5	80	20	0	76	13	6	1	5	0	1	4	58	150
89 年	0	84	11	0	82	30	1	1	0	0	2	7	82	208
90 年	0	55	7	0	59	13	0	0	0	0	1	6	96	178
91 年	3	35	28	0	42	21	2	0	3	0	2	3	131	262
92 年	2	72	15	0	58	12	4	0	6	0	3	2	129	251
93 年	1	73	8	0	63	10	0	1	6	0	3	11	171	274
94 年	5	68	9	0	56	12	0	0	3	0	2	4	153	247
95 年	1	76	34	0	55	44	0	3	3	0	2	3	123	265
96 年	1	74	19	0	35	28	0	0	3	0	1	3	76	240
97 年	8	71	36	0	6	22	0	0	5	0	0	4	142	269
總計	87	813	290	0	742	275	75	8	85	0	17	52	1,359	2,936

A- 冷藏不足
B- 熱處理不足
C- 食物調製後於室溫下放置過久
D- 嫌氣性包裝
E- 生、熟食交互汙染
F- 被感染的人汙染食品
G-設備清洗不完全
H- 使用已被汙染之水源
I- 貯藏不良
J- 使用有毒的容器
K- 添加有毒化學物質
L- 動植物食品中之天然毒素

＊其他包括廚房地面濕滑、積水、未設紗窗、清洗設備不全、有病媒出沒痕跡及原因
　不明等。
＊＊食品中毒案件多由數個原因共同引起，因此本表之總計為各年案件數總和，並非
　　原因件數之總和。

數據資料可能因未來修正而更新（依衛生署提供資料）2011/8/30

3-8　預防食物中毒四原則

1. 清潔：保持食物、用器、冰箱、人體以及環境的清潔。
2. 迅速：迅速處理生鮮食物以及調理食物，調理後之食品應迅速食用。剩餘食品亦應迅速處理。
3. 加熱或冷藏：食品應保持於冰箱中，食用前應予加熱煮沸以避免食品中毒。
4. 避免疏忽：餐飲調理工作，按部就班謹慎行之，遵守衛生原則、注意安全維護，不可忙亂行之，勿將有毒物質誤以為調味料以免造成不可挽回之痛苦。

一旦發生了食品中毒，應採取下列措施：

1. 儘快送醫治療。
2. 立刻聯絡當地衛生所或衛生局。
3. 保留患者之食餘食物、嘔吐物、排泄物，存留於冰箱（冷藏，不可冷凍）內，以供衛生單位檢驗之用。

一旦發生食品中毒時，請通知所在地衛生局、衛生所或行政院衛生署食品藥物管理局。

3-9　滅菌常用術語

1.消毒

殺滅或清除傳播媒介上病原微生物，使其達到無害化的處理。將有害微生物減少到無害的程度，並不要求將微生物完全殺滅。

2.滅菌

殺滅或清除傳播媒介上一切微生物，使其達到無菌狀態的處理。

　　加熱殺菌時，微生物會對數性死滅。而由於微生物耐熱性的不同，又有種種原因會影響其耐熱性，所以要評價加熱殺菌時的微生物之熱死滅效果應有其一定表示方法，茲列舉如下：

(1) 熱死滅率

　　加熱殺菌前後的生菌數可自下式計出：

$$熱死滅率(\%) = \frac{殺菌前菌數 - 殺菌後菌數}{殺菌前菌數} \times 100$$

(2) D 值（D value）

　　在所定溫度下細菌或芽孢致死 90%（9 成滅菌）所需時間（分鐘）。相當 5D 的加熱處理時，最初菌數或芽孢數使致死 99.999（使至 $1/10^5$）所需加熱處理條件。

(3) 加熱致死時間（TDT）

　　在 250°F（121.1℃）下，一定濃度的微生物致死所需加熱時間（分鐘），稱加熱致死時間（thermal death time, TDT）。

(4) F 值

　　為在所定溫度下，一定濃度的微生物致死所需時間（分鐘）。

(5) Z 值（Z value）

　　Z 值表示對加熱致死時間或 D 值的 1/10，又對 10 倍的變化而表示的加熱溫度變化（°F 或℃）。若芽孢的 Z 值以 15°F 芽孢加熱處理時，處理溫度上升 15°F 則處理時間將短縮 1/10，亦意味可獲得同等殺菌效果。又，Z 值愈大，即使增加上升溫度也難增加殺菌效果。

問題與討論

1. 在食物中毒分類上，由細菌所引起之食物中毒比例相當高，請說明細菌性食物中毒發生主要原因及預防方法。

2. 有哪些方法可降低黴菌毒素（mycotoxins）食物中毒之發生？

3. 氰酸醣苷類（cyanoglycosides）化合物中毒的機制（mechanism）為何？哪些食物中含有此類物質？如何預防中毒發生？

4. 試說明（1）黴菌毒素（mycotoxins）及其特徵（2）肉毒桿菌（Clostridium botulinum）所導致之疾病。

5. 試說明食物中毒之分類及其內容。

6. 說明腸道病原型大腸桿菌（Enteropathogenic E.coli, EPEC）及腸道出血性大腸桿菌（Enterohemorrhagic E.coli, EHEC）造成食物中毒原因之異同及預防食品受病原菌污染之方法。

7. 以下為有關細菌性食物中毒的問題
   (1)細菌性食物中毒可分幾類？舉例說明？
   (2)近年來占台灣細菌性食物中毒第一位且屬革蘭氏陰性菌的病原菌為何（舉出中文菌名及英文屬名）？其污染食品途徑中毒症狀及預防方法為何？

8. 以下為有關指標菌（Indicator organisms）的問題：
   (1)試述指標菌在食品衛生安全之評估重要性。
   (2)試述理想指標菌之條件。
   (3)常用指標菌有哪些？

9. 何謂酸性罐頭食品？何謂商業殺菌？其 12D 殺菌要求之科學依據？D value？

10.說明狂牛病（Mad cow disease）之病源傳播途徑及其對食品安全造成之威脅。

第四章　有害性金屬、農藥、動物用藥及其他因加工不當所衍生之衛生安全問題

紀永昌　編著

4-1　有害性金屬之代謝及其毒性

　　有害性金屬係指當攝取量到達一定程度時會顯出有害性情況者。人類為了維持生命，需要多種金屬，較多的有鈉、鉀、鈣、鎂等，只需要微量的有鐵、銅、鋅、鈷、鉬、錳，然而汞、鉛、鎘、鉻、鈹、鎳、砷、銻等通常被認為是有害性金屬。雖然有如上述之分類，但是站在安全角度，人體需要的金屬如果攝取太多仍是會造成毒性的。因此攝取量與有害性及有效性之間自必有一把尺。其關係圖如下：

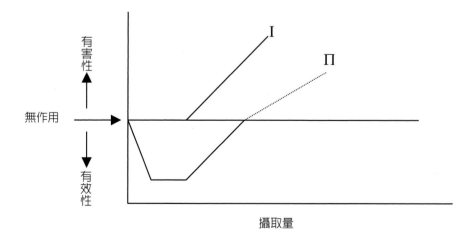

圖 4-1　攝取量與有害性、有效性

4-1-1　金屬毒性的基本概論

一、金屬的有害性均係來自金屬本身的毒性

有機污染物在環境中容易被分辨,故其毒性有可能是有機物本體,亦可能是其分解物;金屬毒性則來自金屬本身,然其結合之離子型態不同,毒性不一。

二、金屬毒性取決於排泄量的平衡

人類攝取金屬如果量增加破壞了與排泄之平衡時,體內便有蓄積現象,一旦超過了界限量便發生病症,故其攝取量之多寡為其毒性之重要因子。

三、金屬呈現毒性的生化機轉

金屬毒性主要是因其與生物體成分間的反應,使其產生錯合物而喪失生化功能,例如(1)與酵素活性中心 SH 結合使其失活。(2)與核酸鹼基之鳥糞嘌呤(guanine)與腺嘌呤(adenine)之 N、OH 或 NH_2 作用使核酸構造產生變化,進而造成配對錯誤。(3)與其他成分如胺基酸、脂肪酸、磷酸、糖、胰島素等作用而改變其特性。

4-1-2　主要金屬之毒性

一、鉛(Lead)

鉛被人體吸收後,由紅血球攜帶到各個軟組織中,如肝、腎、心、腦等,數週後再重新分配,儲存在骨骼、牙齒、毛髮中。鉛主要還是經由腎臟排出,當鉛的攝入量大於排泄量時,血液中鉛元素就會增高,進而導致基因突變,增加細胞癌變的危險性。

鉛中毒會有貧血、尿糖、認知障礙、噁心、睡眠障礙等現象。鉛還能通過胎盤侵入胎兒腦組織,使嬰幼兒發生智力障礙、痙攣性疾病和行為異常。

二、鎘（Cadmium）

鎘常廣用於充電電池、電視映像管、黃色顏料及作為塑膠之安定劑；鎘化物毒性很大，鎘在體內有蓄積性，長期接觸會引起慢性鎘中毒，鎘化合物還有致畸胎性和致癌危險。

鎘中毒會出現高血壓、低血壓、倦怠、貧血、蛋白尿、噁心、嘔吐、軟骨症、骨骼酸痛、不良於行、慢性骨折、腹瀉、肺氣腫等現象。主要影響肝、腎、胎盤、肺、腦及骨頭等器官，例如痛痛病即是鎘中毒。

三、汞（Mercury）

汞由腸胃吸收而堆積在腦部，並會抑制全身許多酵素的活性，進而影響神經系統，另外汞也會破壞蛋白質，干擾解毒及酵素系統，進而對肝、腎功能造成傷害。

慢性汞中毒會引起腸胃不適、牙齦炎、頭痛或腎臟功能障礙、視力障礙、無力、動作無法協調、感覺及聽力喪失、關節痛、智能低下、及不自主抖動。有機汞的毒性比無機汞高，例如水俣症即是汞中毒。

四、砷（Arsenic）

砷中毒會呼吸困難、血壓上升、心律不整、胃部不適、腳水腫、肌肉疼痛無力，而且可能損及心臟、肝、腎和脾臟，如烏腳病、糖尿病、皮膚病變、高血壓等。由於砷並無特殊氣味，很難察覺其存在與否，因此容易導致砷中毒而不自知，在台灣就曾經發生過地下水污染，導致人下肢不明變黑、潰爛，變成烏腳病的砷中毒事件。砒霜（As_2O_3）及雄黃（AsS）為代表性化合物。

五、鋁（Aluminum）

鋁中毒會造成肌肉抽蓄、記憶力減退、注意力喪失、口吃、語言溝通困難、貧血、頭痛、疲倦、骨頭疼痛、癡呆等。

鋁中毒有情緒低落、易感疲倦、胸悶、腸、胃、肝、腎不適，會隨著個人不同的身心背景，在身體最虛弱的部位反應出來。鋁中毒不易察覺，一般人都會根據身體產生的不適症狀，找醫師做藥物治療。如果在生活中

未能檢視自己的身心狀態，尋找生病的源頭，長期下來傷害神經系統將引起老人癡呆症，台灣早年用鋁鍋煮食燒水，經調查確實影響腦力智商。

4-2 殘留農藥之定義及其對人體之危害

農藥是人類為了保護農林作物免受到病蟲和其他生物的危害，運用各種化學成分調製而成的化學品，為植物的保護藥劑，它和人類生病時用藥的需要是一樣的，如果不使用農藥（殺蟲劑、殺菌劑、除草劑），根據統計全世界農作物將減少35%，屆時饑荒的問題馬上就發生。世界上的人口越來越多，耕地越來越少，要保持足夠的糧食，又要有良好的品質，農藥之合理使用應可發揮其效用。

4-2-1 農藥之安全性

農藥的毒性依防治的對象而不同，效果好的農藥，對人類的毒性不一定很高，例如：有一種叫芬瑞莫的農藥殺菌劑，它對人類的毒性和大家吃的食鹽、女生塗的口紅差不多。還有一種殺蟲劑的成分叫克福隆，它的毒性亦比指甲油還要低。

基本上而言，要評估一種農藥安全與否，相當的複雜不易，尤其是評估「殘留農藥」的安全更難，無法於短期試驗中偵測出來，目前以老鼠、狗、兔子等哺乳動物或微生物為材料進行有關農藥安全性試驗，仔細記錄觀察動物的變化，如排泄物的分析、血液化學、病理檢查、瘤腫分布、器官重量、胚胎畸形、基因突變、代謝變化、神經毒等 20 多種以上的觀察與試驗，找出對供試動物「無毒害藥量」（NOEL, No Observed Effect Level），也就是動物在慢性毒性試驗下，終其一生，每天攝食也不會發生病變的最大農藥餵食量。

因為動物試驗所做出來的結果，不能直接使用於人身上，所以必須預估人與供試動物對藥劑敏感度之差異，通常我們把前面做出之「無毒害藥

量」× 安全係數（通常為 1/100～1/500）作為「人類每日可以接受的攝取量」（ADI, Acceptable Daily Intake），也就是說人終其一生（以 70 年計算）不斷的攝食該農藥量，亦不致遭任何毒害。

再以每人一日攝取量為基礎，參考國人平均一天所食用的農作物種類及數量與國人平均體重，分別計算各種農藥在不同農作物中的「安全容許量」，由衛生署公告實施。以「馬拉松」為例，在小葉菜上安全容許量為 2.0 ppm，木瓜為 2.0 ppm，米類則為 0.1 ppm。也就是每一種農藥對不同的作物，會有不同的安全容許量之規定。

4-2-2　農藥殘留之定義與管制

殘留農藥係指留置食品內之農藥，農藥之藥性有其一定限度，噴灑後會隨著時間之增加其有效性隨之減少，因此採收日與施藥日之間隔便凸顯其重要性，對於民眾所擔心的農藥殘留問題，政府相關部門也積極的採取因應之道，並各司其責，層層為農藥安全來把關。目前政府對農藥安全的管制可分為兩部分：

	農政機關	衛生機關
管制單位及法令	1. 農藥管理法	1. 食品衛生管理法
	2. 農藥使用管理辦法	2. 殘留農藥安全容許標準
	3. 農產品批發市場管理辦法	
管制方式	1. 農藥之查驗登記	1. 市售蔬果農藥殘留之抽檢
	2. 農藥使用之管理與輔導	2. 消費者教育、宣導
	3. 田間試驗、集貨市場、批發市場農藥殘留之抽檢	

農作物之產銷流程如下：田間→集貨市場→批發市場→零售市場→消費者。

即農作物在田間生長接近採收的階段時，會有農業改良場或台灣省農業藥物毒物試驗所的專家，至田間進行採樣化驗，並告知農友目前農藥的殘留情形，是否可以採收或應該延遲採收，以等待殘存的農藥消退到安全容許量範圍內再採收，此謂田間試驗。

農產品由生產田間送至批發市場時，批發市場的管理人員也會進行抽驗，檢查農藥殘留狀況。到了零售市場的蔬果也會有衛生單位的人員去抽樣化驗農藥殘留，至少有三道關卡替消費者食的安全把關。

農藥殘留檢驗方法有化學法及生化法兩種。這二種檢驗方法的原理不同。化學法利用萃取、淨化等步驟抽取出蔬果植體中的農藥成分，再以氣相層析儀（GC）或高效能液相層析儀（HPLC）等去測定農藥種類及濃度；生化法則是以乙醯膽鹼酯酶（Acetylcholin esterase, ACE）與蔬果樣品反應，因農藥的毒性成分會抑制酵素活性，再以分光比色儀測定酵素被抑制程度換算殘留程度。化學法精密準確但耗時耗財，生化法快速簡便但測定農藥種類有限，各有優缺點，一般而言，生化法適合生產品質之用，化學法適合執行法律之用。目前蔬果批發流程的快速及農友用藥的種類繁多，政府是以二種方法配合使用。

不論是農政單位或衛生單位分別可依照農藥管理法、農藥使用管理辦法或食品衛生管理法將違法者加以判刑或罰款。

除了國產的蔬果要注意外，也別忘了台灣現在貿易開放，外國農產蔬果可以進口到市面上販售。這些農產品於進口時由經濟部標準檢驗局在海關執行「進口農產品殘留農藥抽驗計畫」，產品通關上市後，則由各地衛生主管機關進行稽查檢驗。經濟部標準檢驗局已依據商品檢驗法公告百餘項進口蔬果及農產原料為應施檢驗商品品目，凡不符規定者即不得進口。

4-2-3 農藥對人體之危害評估

農藥種類不同，其對人體之危害不一，有必要對其安全性做評估，農藥安全性評估，譯成西方的字眼即為「農藥接觸風險評估」（Pesticide exposure risk assessment）之意。主要的評估項目包括農藥的毒理及接觸風險兩大類。毒理評估是指以藥劑對試驗動物之急毒性、慢毒性及對環境影響試驗等資料，來鑑定藥劑對人畜的危害性。而接觸風險評估則是分析藥劑的使用對消費者、使用者及環境所造成之暴露量，根據此來推估其危害度。然後評估的結果，還要在行政、經濟及科技等考量下，就其

危害的本質及人畜接觸之總量，建立一套較具包容性之管理辦法，使其在使用時對民眾之危害風險降至最低，此即所謂：危害風險管理（Risk management）。

美國環境保護署（US Environmental Protection Agency, EPA）於 1997 年首先對 80 多種舊農藥提出其危害性，並訂定了逐年分期再評估的時間表，以檢討該類舊農藥再登記之適當性，這就是當時有名之 RPAR（Rebuttable Presumption Against Registration）。以後又改名為特殊評估（Special review），針對有問題的舊農藥，經初步檢討後，其危害風險（Hazard risk）可能超過經濟效益者（Economic benefit），再做進一步的風險評估。這種安全評估的完成，一般需經歷 3～4 個階段。

第一階段

由美國環境保護署蒐集有關之毒理試驗資料，認為某一藥劑對健康及環境具顯著危害時，由美環保署提出危害性分析報告刊登於聯邦公報（Federal Register），這個就是所謂 PD1（Position document 1）。

第二階段

在提出 PD1 公告後，美環保署再諮詢各研究單位、廠商及大眾意見，然後將各方之觀點綜合，進一步推估藥劑之施用對使用者（農夫、工人）、消費者及環境之危害風險率，並考量其經濟利益，提出管制措施之初步擬議，稱為 PD2 或 PD2/3。

第三階段

PD2/3 提出後，可予各界 1～2 個月時間，作為重新考量及申訴的機會。美環保署並將該 PD2/3 送交農藥諮詢委員會（Scientific Advisory Panel）審議，以聽取其評估意見，另送交美國農業部（USDA）以考慮農業方面的意見。

第四階段

綜合以上各資訊，進一步考量後提出最後決策報告，作為執行其管制之措施，此即 PD4。

在評估過程，除少數如福賜松（Leptophos）、加保扶（Carbofuran）及大利松（Diazinon），係因極劇毒或影響野生生物（如鳥類）或有益生物之生存，而被提出評估外，大部分藥劑是因具致癌性之風險才有再評估之必要，例如四氯丹（Captafol）、蓋普丹（Captan）、亞拉生長素（Daminozide）等。

我國也在民國 60 年首先禁用其中的一些成員包括：安特靈（Endrin）及有機水銀劑。到 64 年，其餘的有機氯劑，包括 DDT、飛布靈（Heptachlor）、阿特靈（Aldrin）、地特靈（Dieldrin）及蟲必死（BHC）等，也陸續被禁用。至民國 71 年，國內參考美國藥劑風險評估方式，進行相關藥劑登記安全性評估。

4-2-4 農藥致癌性風險評估

對於農藥致癌性的認定，在科學界、行政單位與工業界間有某種程度的歧見。行政單位的立場一般較保守，通常以「質」作為評估藥物致癌性之標準，依據藥劑長期餵食動物的試驗結果，以最壞之情況作為考量，推估其對人體造成最大影響的或然率，來判定致癌性的大小，所以是一種質的風險評估（Quality risk assessment）。工業界則對於這種以高劑量誘發動物產生腫瘤，來判斷藥劑的致癌潛能，深表不以為然，而且認為不同動物種間之實驗結果，可能造成之顯著差異，常令人對於其是否在人身上有實際效應，產生懷疑。工業界認為藥劑對生物體的正常新陳代謝，會有一定程度的影響，自無庸置疑。但是所謂毒性應是一種量的觀念，任何物質過量都可以對人體產生不良影響，故認為應以「量」之風險評估（Quantity risk assessment）作為致癌性鑑定之考量才恰當。有鑑於農藥安全性評估多涉及致癌性評估為主，其判定因此困擾頗多，美國環境保護署遂於 1987年，著手訂定「農藥致癌性評估規範」，作為其評估藥劑之依據；其中，

致癌性風險評估的內容包括了：危害鑑定（Hazard identification）、劑量效應評估（Dose response assessment）、接觸量評估（Exposure assessment）及危害度認定（Risk characterization）等四項，茲將其主要內容介紹如下：

一、危害鑑定（Hazard identification）

　　危害鑑定乃是利用藥劑本身的化學性和生物學方面的資料，並經動物試驗與流行病學調查所獲結果，以「質」的觀點來確定藥物之危害性。它所需蒐集的資料一般包括：

1. 藥物的理化性與對動物體的接觸途徑。
2. 與其他結構上類似的化學物之相關性。
3. 藥物的代謝途徑及藥物動力學（Pharmacokinetics properties）。
4. 致癌性以外之毒性效應。
5. 簡易致突變性試驗（Short-term mutagenicity tests）之結果。
6. 長期動物毒性試驗之結果，包括致腫瘤性試驗、畸形性、後代繁殖試驗等。
7. 人體試驗，以流行病學調查之資料為主。

二、劑量效應評估（Dose response assessment）

　　此部分即為藥劑毒性之評估（Toxicity evaluation），主要是鑑定藥劑對生物所產生之效應，是否隨劑量的變化而成一定比例之增減。這一部分的評估，應考慮之主要因素為：

1. 資料之選擇，應包括動物試驗結果與流行病學之病例。若僅有動物試驗的結果，則應將腫瘤發生之形態、部位與藥劑接觸途徑之適用性等加入考慮，並蒐集各種生化及統計方面資料予以配合。動物試驗資料則仍以併同其藥物動力學資料一起評估為佳。而腫瘤資料除惡性腫瘤外，良性腫瘤數據的分析結果亦應併入考慮。
2. 外插數學模式（Mathematical extrapolation model）之擇用。由於藥物在低劑量時之危害，經常無法觀測，或在這個範圍內，以動物試驗無法測出危害劑量，此時即需選用數學模式以外插法估測。但沒有任何

一個外插數學模式可以單獨完成評估低劑量致癌性。因此需用多種不同的外插數學模式，與直線多階方法相比較，並配合生物數據的應用或統計如藥物動力學或代謝資料，才能得到較客觀的結果。

3. 種間的測試當量（Equivalent exposure units），以動物試驗資料來推斷藥劑對人體之危害時，最為人所詬病者即為：試驗動物種間差異性之存在。舉凡試驗動物壽命長短、體型大小與遺傳變異均會影響這個結果。如果能使用種間測試當量，則可減少其差異性，一般以藥量（mg）／體重（kg）／壽命、藥量（mg）／體重（kg）／日（day）、飼料中或飲水中之百萬分之幾（ppm）等為單位。

三、接觸量評估（Exposure assessment）

接觸量評估乃是根據群體與藥劑接觸之程度、時間、方式及頻率等的判定，來計算或推論其危害風險大小。通常以低劑量經長期接觸之動物試驗資料較具代表性；若以高劑量短期之試驗，則其結果在作為評估之標準時，並無法完全取代低劑量長期試驗。尤其對於發生頻率不高的異常病變，更不宜引用該資料。所謂藥劑接觸總量，一般是指包括對使用者、消費者及環境影響的接觸風險。茲略述如下：

（一）使用者之接觸風險（User exposure）

使用者包括農民、工廠的工人及噴灑業者。使用者接觸量之評估，以測試藥劑飄落在使用者身上之藥劑量，及皮膚能吸收之藥劑量為主。一般可用吸附性特殊膠帶（Patches），配合簡易儀器裝備進行測試使用者之皮膚接觸量。惟因藥劑之代謝分解物與吸收滲透等諸因子的影響，此數據與實際接觸量仍有差距。因此這些因子也應一併作為評估的考量。此外，除了參考動物經皮膚毒性試驗，及毒理代謝等試驗資料以綜合評估外，目前藉由生物監測計畫，直接偵測工人血液及排泄物中藥劑轉換及殘留，亦是近年來評估方向之一。一般使用者中接觸風險最大者，當屬農藥工廠的工人，其次才為農民及噴灑業者。

（二）消費者接觸風險（Consumer exposure）

　　消費者可能接觸之農藥總量，即以藥劑在農畜產品之殘留量，換算成消費者可能吸收之總量為依據。目前消費者接觸農藥量之估算，仍以市場食品消費量調查（Market basket survey）資料為主。主要之評估因子為農藥殘留容許量（Tolerance level）。容許量之訂定涉及藥劑之毒性、一般人之攝食量、每日安全攝取量（Acceptable Daily Intake, ADI 或 Reference Dose, RFD）及最高殘留限值（Marginal Residue Limit, MRL）等因素。每一藥劑殘留容許量應隨藥劑及作物種類不同而異。

（三）環境接觸風險性（Environmental exposure）

　　這是指評估藥劑在水、土壤中殘留之監測，及藥劑對非目標生物的影響，這又包括藥劑對魚之毒性、對野生鳥類及有益昆蟲等之影響評估。有些歐洲國家以模擬噴灑試驗，來評估藥劑對環境及非目標生物及生態系的影響。類似這種生態毒理學（Ecotoxicolgy）的研究，已成為未來的一種新趨勢，而利用電腦，以數學統計方法評估其暴露總量，亦逐漸蔚為風尚。近年來，歐美對於藥劑在土壤中之滲漏（Leaching），甚至對地下水農藥殘留量之監測，均列入部分劇毒類殺蟲劑及除草劑之主要評估項目。

四、危害度認定（Risk characterization）

　　綜合前述對危害鑑定，劑量效應關係分析及接觸量大小評估的結果，可以認定一個藥物的致癌性大小及可接受劑量或危害度。對有閾值（Threshold）之非致癌性物質，常以動物試驗之無顯著效應劑量（NOEL）乘以安全係數，以計算其安全限值；對無閾值之致癌性物質，一般仍以百萬分之一的或然率為人類一生可接受致癌之強度。資料不確定或不足時，利用數學模式之分析及推論所得資料，亦有助於危害性之認定。而藥劑與其他一些與之結構類似化合物之毒理資料，對環境影響、接觸途徑、可能接觸對象群、個體或群體之危害風險亦應一併列入考慮。而對於藥劑同時可產生不同性質之危害，例如為致癌物又同時兼有「促升」（Promotion）、「誘發」（Initiation），或「協力致癌物」（Cocarcinogen）者，則應以個案處理。

致癌性證據之權衡（Weight of carcinogenicity evidence）：農藥致癌性之認定，主要是依據長期之動物餵食毒性試驗及人類流行病學調查的結果。而在動物試驗中腫瘤發生部位，是否為特殊器官；對於不同組織中產生相同腫瘤症狀之頻率；不同性別、種別的動物發生腫瘤之頻率及關係；劑量發生之絕對相關性；及良性腫瘤、惡性腫瘤之認定等等，都被列為評斷致癌性之較有力證據。綜合此等特性之資料，對致癌性大小之所做認定，稱為「Weight of evidence」。美國環境保護署為了評斷「致動物癌性」與「致人體癌性」之相關，依據動物試驗的結果或流行病學所獲得症狀之資料證據充分者（Sufficient evidence）、資料證據有限者（Limited evidence）或證據微弱者，將致癌性之大小分成以下幾個等級：

1.致癌性 A 級（Group A）

致人類癌症因子（Human carcinogen），這類藥劑是依流行病學研究調查結果，確定人類接觸此藥劑會產生癌症者。

2.致癌性 B 級（Group B）

對人類極可能致癌症的因子（Probable human carcinogen），此又可分為 B1 及 B2 兩級。B1 是指在流行病學調查方面的資料有限之藥劑，而在動物試驗的結果，顯示其致腫瘤性之證據充分者。這類藥劑在不同種及不同性別之試驗動物，皆獲得確定致惡性腫瘤之結果。而 B2 則為流行病學調查資料顯示其致癌性不充分，惟動物試驗結果有充分證據顯示致癌性者。

3.致癌性 C 級（Group C）

對人類可能致癌症之因子（Possible human carcinogen），此類藥劑係因其致癌性，在流行病學方面的資料不充分，以致無法認定。而且在動物試驗的結果中，其致癌性證據亦較弱者。這些藥劑之惡性腫瘤，僅發生在單一之試驗結果中，其他試驗均未發現；或其腫瘤之發生在統計學上並不具劑量效應性（Dose response）或其他意義。導致這個結果的原因，可能

係因試驗方法不合規定，或係良性腫瘤且在細胞變異性試驗中不具致變性者。

4.致癌性 D 級（Group D）

致癌性不確定者（Not classified as to human carcinogen），這類藥劑在流行病學或動物試驗結果上，無法顯示其致腫瘤性者。

5.致癌性 E 級（Group E）

非致癌因子（Evidence of non-carcinogen for humans）這類藥劑至少經過兩種不同性別動物之標準動物試驗，或一種流行病學及一種動物試驗後，確定該藥劑在試驗過程中未產生腫瘤等不良症狀者。

目前在美國環境保護署致癌性藥劑清單中有 Acetochlor、Aciflurofen 等約 30 種藥被列入 B 級；Aliette、Bayleton 等約 50 種藥劑被列入 C 級。

4-3 動物用藥之安全性

4-3-1 藥物殘留之定義

藥物殘留（Drug Residue）：為治療或預防動物疾病或為促進動物生長而給與藥物；或為增加飼料利用率而使用之飼料增加劑，藥物以原形態或代謝物形態蓄積於動物之細胞、組織或器官內之物質。藥物殘留可分為：

一、有意之殘留

直接用於動物治療或添加於飼料中之藥物。如：磺胺劑殘留、抗生素殘留。

二、無意之殘留

因環境污染使化學物質累積於動物體內。如：農藥殘留、重金屬殘留。

藥物殘留之種類可分為：

（一）抗生素（antibiotic drugs）

抗生素分類	代表物
β-內醯胺類（β-lactam）	苯青黴素、配尼西林、安比西林
四環素類（Tetracycline）	四環素、羥四環素、氯四環素
氨基糖苷類（Aminoglycoside）	鏈黴素、新黴素、健牠黴素
巨環內酯類（Marcolides）	泰黴素、紅黴素
氯黴素類（Chloramphenicols）	氯黴素、甲磺氯黴素、氟甲磺氯黴素
多肽類（Peptides）	枯草菌素、可利斯汀、恩黴素

（二）合成抗菌劑（synthetic antibacterial）

藥物	代表物
磺胺類（Sulfonamides）	磺胺一甲氧嘧啶、磺胺二甲氧嘧啶
哇諾酮類（Quinolone：QNs）	第一代：那利得酸 Nalidixic acid 　　　　歐索林酸 Oxolinic acid 第二代：氟滅菌 Flumequine 第三代：恩氟哇林羧酸 Enrofloxacin 　　　　大安氟哇林羧酸 Danofloxacin
硝基呋喃類（Nitrofurans）	富來頓 Furazolidone 富來他頓 Furaltadone 硝化富樂遜 Nitrofurazone 硝化富蘭音 Nitrofurantoin

（三）抗寄生蟲藥（antiparastic drugs）

藥物	作用	代表物
聚醚（Polyether）類抗生素	抗球蟲	孟寧素 Monensin 沙利黴素 Salinomycin 馬杜拉黴素 Maduramicin 拉薩羅 Lasalocid
苯幷咪唑類（Benzimididazole）	抗蠕蟲	甲苯達唑 Mebendazole
Avermectins	抗寄生蟲	Ivermectin

（四）生長促進劑（growth-promoting agents）

藥物	作用	代表物
同化激素（荷爾蒙）	增強同化代謝	雌性荷爾蒙類：DES、Hexestrol、Estradiol 雄性荷爾蒙類：Trenbolone、Testerone
β-受體素（β-agonists）	增加瘦肉率	Salbutamol、Clenbuterol

（五）殺蟲劑（pesticides）

殺蟲劑	代表物
有機氯（Organochlorines）	Aldrin、Dieldrin、Lindane、DDT 及其代謝物
有機磷（Organophosphorus）	Malathion、Parathion
除蟲菊精（Pyrethrins）	Permethrin、Fenvalerate、Deltamethrin

4-4 多環芳香族化合物（Polycyclic aromatic hydrocarbons）

1. 定義：所謂多環芳香化合物是指一群具有兩個以上苯環之化合物的總稱。包括有：
   (1) 萘（naphthalene）：具有兩個苯環。
   (2) 蒽（anthracene）：具有三個苯環。
   (3) 芘（pyrene）：具有四個苯環。
   (4) 苯并芘（benzopyrene）：具五個苯環；其中以 3,4-benzopyrene 具有強烈的致癌性。
2. 存在的食品：高溫加熱的食品，如碳烤牛肉、牛排、燻魚及各類燻製食品或烘乾食品都會有多環芳香族化合物的存在，尤其容易含有 3,4-benzopyrene。此外經調查椰子油、橄欖油也是高危險群。
3. 毒性：多環芳香族化合物除了具有致癌性之外，其中 benzopyrene 是屬於膽鹼酯酶（cholinesterase）的抑制劑，會妨礙動物體內神經訊息的傳遞。

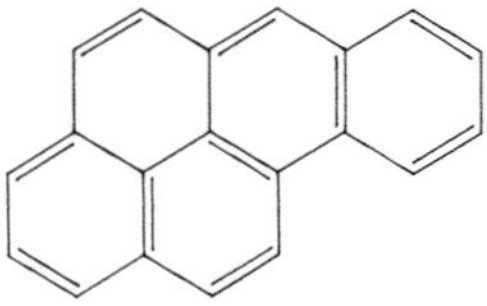

圖 4-2　苯并芘（Benzopyrene）構造

4-5　醬油中單氯丙二醇之毒性

　　單氯丙二醇（3-monochloro propanediol, 3-MCPD），來源是大豆中的油脂。脫脂大豆為化學醬油的主要原料，經過鹽酸水解其中殘留少量的油脂與鹽酸在高溫下產生置換反應，單氯丙二醇因而產生。單氯丙二醇僅存在化學醬油中，傳統釀造醬油以脫脂大豆和小麥，加入麴菌，發酵 4 至 6 個月後壓榨而得，不會產生單氯丙二醇。

　　英國的致癌委員會在蒐集許多研究報告後，認為單氯丙二醇在動物實驗上會引發癌症，致變異委員會則認為單氯丙二醇在體內試驗不具有顯著基因毒性潛力，其扮演的角色應是非基因毒性的致癌物質，但經聯合國食品添加物專門委員會評估，單氯丙二醇被認定為不必要的污染物，所以國際間對於單氯丙二醇仍然研訂管制限量。由於單氯丙二醇在動物實驗上會降低精蟲數量、引發癌症，可以說是一種癌症促進劑，歐美等非醬油生產國家均已限定其標準含量，我國也公告，醬油內單氯丙二醇含量不得超過 10 ppb。

4-6　熱加工過程中生成之有害性物質

4-6-1　油脂氧化生成物

（一）種類

　　一般油脂的安全油炸溫度約為 185～190℃，一旦加熱過度便開始裂解產生有害的氧化物質。以加熱溫度超過 300℃的油脂，冷卻後餵養實驗老

鼠，發現老鼠產生了下列的症狀：貧血、腎小管阻塞、胃腸脹氣、腸壁吸收力降低等。這些油脂加熱的裂解產物分述如下：

1.氫過氧化物（Hydroperoxide）

生成機制：以常見的亞麻油酸（linoleic acid；$C_{18:2}$）為例。

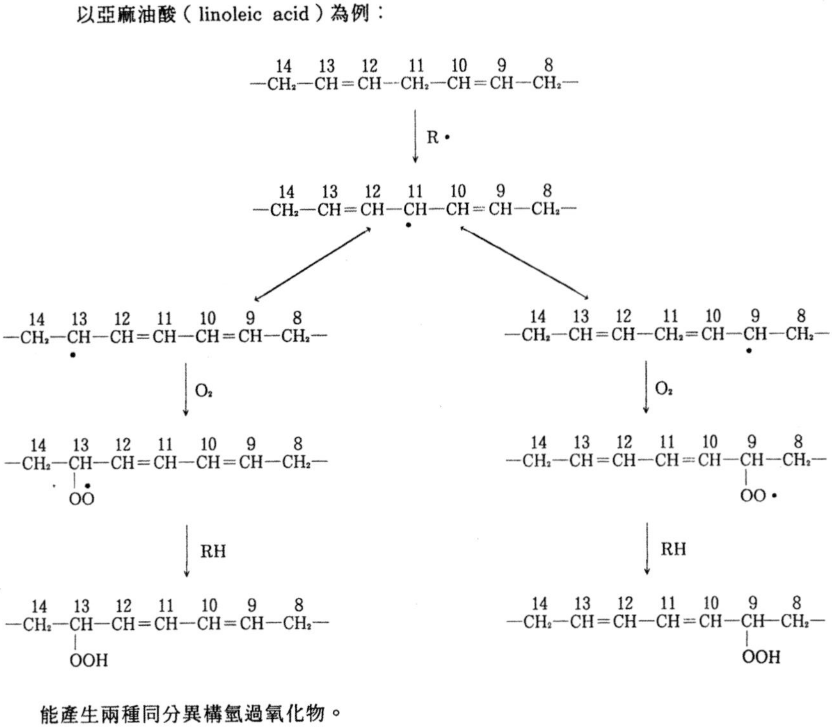

以亞麻油酸（linoleic acid）為例：

能產生兩種同分異構氫過氧化物。

圖 4-3　氫過氧化物生成之機制

注意事項：

(1) 只有不飽和脂肪酸類才會產生氫過氧化物。

(2) OOH 是接在雙鍵兩邊的 C 位置上，通常一個雙鍵會產生四個氫過氧化物，兩個雙鍵則會產生兩個氫過氧化物。

(3) 並非每一種氫過氧化物的數量都是相同的。

(4) 某些催化劑，尤其是二價金屬離子（如：Fe^{2+}、Cu^{2+}），可催化氫過氧化反應加速進行。

(5) 添加一些金屬離子螯合劑（例如：ethylenediamine-tetraacetic acid; EDTA）可減緩油脂的氧化作用。

(6) 油脂中生成氫過氧化物的量，通常以過氧化價表示之，稱為過氧化價（peroxide value）；簡稱為 POV。POV 值越高，表示氫過氧化物生成量越多，可藉此測定油脂的氧化程度。

2.二次氧化生成物（Secondary Oxidation Product）

生成機制：二次氧化生成物是氫過氧化物的再氧化生成物。其可能機制如圖 4-4。

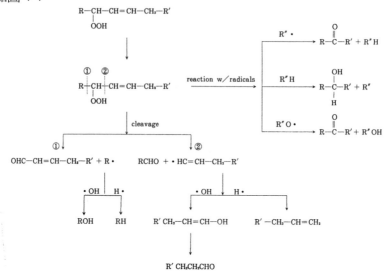

圖 4-4　氫過氧化物之斷裂途徑

注意事項：

(1) 生成的二次氧化生成物是一種醛類，具有特殊的臭味，一般稱為油臭味或油耗味。

(2) 產生的游離脂肪酸是造成油脂劣變的物質之一。

(3) 二次氧化生成的醛類會再經由過氧化反應，生成另一類過氧化物。

3.聚合生成物（Polymerization）

具自由基（free radical）的油脂裂解物相互反應，產生聚合物：

(1)Diels-Alder reaction。

(2)兩個具自由基的反應物相互作用。

(3)具自由基的反應物與雙鍵結合。

（二）毒性

油脂的氧化生成物毒性，可區分為急性與慢性兩種：

1.急性毒性方面

(1)以 LD_{50} 表示，通常二次氧化生成物的毒性高於氫過氧化物，而二次氧化生成物中，尤其以再氧化反應生成的產物毒性最大。

(2)以上述產物的毒性為例

4-hydroperoxy-2decenal＞2,4-decadienal＞9-hydroperoxide

2.慢性毒性方面

油脂的氧化生成物本身並非致癌物質，但被人體攝入後，由腸管吸收，會由血液輸送至身體各組織中；而後這些氧化生成物分解成具有強氧化性的物質，導致組織細胞所含的不飽和脂肪酸被氧化，長期氧化下，造成身體細胞膜變異、細胞致突變異性、動脈硬化、細胞老化、腸壁細胞吸收力降低等症狀。

（三）油脂的自體氧化（Autoxidation）

所謂自體氧化是指油脂中的不飽和脂肪酸受到空氣中的氧及其他外在因子的作用，緩慢發生氧化的現象。油脂自氧化反應是食品劣變的一個主要原因，其反應生成氫過氧化物，或由其分解成含酮、醛等揮發性化學物質，而影響食品的風味。由於油脂自氧化反應對食品的品質有非常重要的影響，故常被用來研究，而其詳細的反應機制及影響因素如下所示。

1. 起始期（initiation stage）：從不飽和脂肪酸中移去一個氫原子，產生自由基。

    $RH \rightarrow R \cdot + H \cdot$

2. 連鎖反應期（propagation stage）：生成的自由基與氧氣反應，並從其他不飽和脂肪酸中奪取氫原子，產生大量的氫過氧化物及自由基。

    $R \cdot + O_2 \rightarrow ROO \cdot$

    $ROO \cdot + RH \rightarrow ROOH + R \cdot$

3. 終止期（termination stage）：各種自由基互相作用，形成各種聚合物質。

    $R \cdot + R \cdot \rightarrow RR$

    $RO \cdot + RO \cdot \rightarrow ROOR$

    $ROO \cdot + ROO \cdot \rightarrow ROOR + O_2$

    $R \cdot + RO \cdot \rightarrow ROR$

    $R \cdot + ROO \cdot \rightarrow ROOR$

    $2RO \cdot + 2ROO \cdot \rightarrow 2ROOR + O_2$

    影響因素：

1. 氧氣含量：氧氣含量越高，反應速率越快。

2. 溫度：溫度越高，反應速率越快。

3. 光線：光線照射會促進反應的進行。

4. 水活性：一般 Aw 在 0.3～0.4 時，油脂最穩定。

5. 酸鹼值：pH 值太高或太低都會造成油脂不穩定。

6. 脂肪酸的不飽和程度：油脂中的不飽和脂肪酸越多，氧化反應越容易進行。

7. 助氧化劑：如二價金屬離子 Fe^{2+}、Cu^{2+}、Mn^{2+}、Co^{2+}等，會促進反應速率的進行。

8. 抗氧化劑：如 BHA、BHT、TBHQ、Vit E 及 EDTA 等，會減緩反應速率。

（四）油脂酸敗（劣變）產生的現象

1. 油脂的顏色變深。

2. 油脂的黏稠度增加。

3. 產生油耗味。

4. 起泡性增加，容易產生大量白色泡沫。

5. 發煙點降低，稍微加熱便容易冒煙。

4-6-2　蛋白質熱裂解物

（一）種類

　　高蛋白質食品受高溫加熱時，其中所含的胺基酸會裂解而產生具突變原性的物質，包括色胺酸裂解物（Trp-P-1、Trp-P-2）、麩胺酸裂解物（Glu-P-1、Glu-P-2）、離胺酸裂解物（Lys-P-1）及苯丙胺酸裂解物（Phe-P-1）等。而且目前已知這些胺基酸裂解物的致突變活性會出現於加熱溫度高於400℃時，而最強的致突變活性通常在500～600℃之間。其結構式如下：

(1) Try-P-1：

(2) Try-P-2：

(3) Glu-P-1：

(4) Glu-P-2：

(5) Lys-P-1：

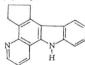

(6) phe-P-1：

存在的食品

　　高溫加熱高蛋白質的食品，尤其是燒焦的部位；例如烤焦的魚及牛肉中。

（二）毒性

(1) 具有高度致突變異性。

(2) 動物實驗結果發現致癌的發生率很高。

(3) 所有胺基酸中以色胺酸裂解物的致突變異性最強。

4-6-3 IQ 化合物（Imidazole Quinoline）

（一）來源

　　IQ 化合物的真正形成機制及其前驅物質目前未明，只能經由最近的研究中推斷，IQ 化合物可能由肉中的肌酸（creatine）成分、梅納反應產物及部分胺基酸化合而成的。

　　以下是 IQ 化合物可能的生合成途徑

(1) 肌酸（creatine）→肌酸酐（creatinine）

(2) 梅納反應

(3) 肌酸（creatine）與吡嗪（pyrazine）及胺基酸作用

（二）種類

一般常見的 IQ 化合物有三種

(1)IQ（2-amino-3-methylimidazo（4, 5-f）quinoline）：

(2)MeIQ(2-amino-3,5-dimethlimidazo(4,5-f)quinoxaline)：

(3)MeIQx(2-amino-3,8-dimethylimidazo(4,5-f)quinozaline)：

存在的食品

高溫加熱的食品，如烤牛肉、炸牛肉、烤魚、烤漢堡。

（三）毒性

(1) 具有致突變異性。

(2) 是一種中度致癌劑。老鼠飼以 300ppm 的 IQ，能導致肝、肺、胃腫瘤的發生，同時於甲狀腺及消化道亦可發現腫瘤。

4-6-4 溫和加熱富含醣類的食品

（一）來源

一般以慢火加熱的高醣類食品，如焙炒咖啡豆、製茶、烘焙食品等，也會產生一些毒性很弱的有害物質。

（二）毒性

這些物質只具有相當弱的致突變異性，而且通常可經由肝微粒體（liver microsome）將其代謝而去除活性；一般來說，對人體是沒有什麼傷害性的。

問題與討論

1. 試說明食品受有害性金屬污染之可能途徑，及金屬於生物體內呈現毒性之重要生化機制。
2. 解釋下列名詞
   (1)水俁病（Minamata Disease）
   (2)NOEL
   (3)Bioconcentration
   (4)LD_{50}
3. 若某地區生產之牡蠣含銅高達 400ppm，請以風險分析（risk assessment）的方法說明消費者之危害。
4. 試述油脂自體氧化機制。
5. 試述影響自動氧化之機制。

第五章　食品添加物

5-1　食品添加物之意義

依據我國食品衛生管理法第三條規定：食品添加物係指在食品之製造、加工、調配、包裝、運送、儲藏等過程中，用以著色、調味、防腐、漂白、乳化、增加香味、安定品質、促進發酵、增加稠度、增加營養、防止氧化或其他用途而添加或接觸於食品之物質。

然而就食品所含之成分而言，除一般成分、維生素、礦物質及為提高食品品質特意加入於食品之添加物外，有時候可能會有部分非特意加入之成分，如殘留農藥、容器包裝的溶出物等。兩者之關係如下圖：

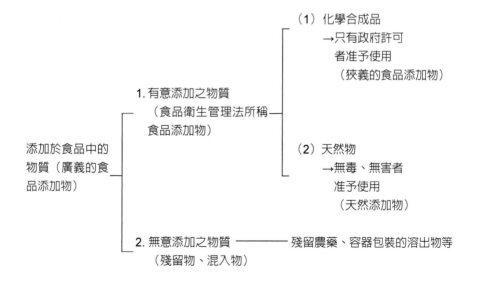

5-2 食品添加物應具備的重要條件

依食品衛生管理法所稱之食品添加物係指有意添加之物質,該項添加物必須具備下列四個條件:

1. 有安全性
2. 對消費者有益
3. 效果
4. 有分析方法可確認成分

5-3 食品添加物的安全性評估

一、毒性試驗

(一)急性毒性試驗(Acute Toxicity Test)

急性毒性試驗主要在測試食品添加物(以下簡稱檢品)短時間內之毒性,觀察急性中毒症狀。常用之實驗動物為小白鼠(mouse)、大白鼠(rat),有時也使用天竺鼠(guinea pig)、兔子、狗。檢品的給與方法可經由口胃灌食法或腹腔、靜脈、皮下等注射法。觀察期間為一星期以上。毒性的強度以實驗動物的半數(50%)死亡劑量表示,稱為半數致死劑量(LD_{50}; 50% of lethal dose)。

表 5-1 毒性強度的標準

毒性程度	LD_{50}(大白鼠、經口、mg /kg)	人的推定致死量
極大	<1	約 50mg
大	1～50	茶匙 1 杯
中	50～500	20～30g
小	500～5,000	200～300g
極小	5,000～15,000	500g
幾乎無害	>15,000	500g 以上

（二）亞急性毒性試驗（Subacute Toxicity Test）

食品添加物是經由食品每日少量攝取進入體內，因此連續給與少量的毒性試驗是很重要的，此項試驗，大致上可分為短期（約 3 個月）試驗及長期（終其一生）試驗，前者稱亞急性毒性試驗，後者稱為慢性毒性試驗。

（三）慢性毒性試驗（Chronic Toxicity Test）

檢查實驗動物一生的長期間連續攝取食品添加物所引起的毒性試驗。

（四）致癌性試驗（Carcinogenicity Test）

檢查長期間攝取食品添加物是否會引起癌症的試驗。

（五）繁殖性試驗（Reproductive Test）

檢查食品添加物的攝取對繁殖的影響。

（六）畸胎性試驗（Teratogenicity Test）

使用懷孕動物，自胚胎著床至第 20 天，每天經口給與食品添加物，觀察對胎仔的影響，主要觀察外形及骨骼異常等。

（七）致突變性試驗（Mutagenisity Test）

檢查對生物引起突變的可能性，致癌性物質約有 80%在致突變性試驗呈陽性，所以誘突變性試驗可用以評估食品添加物的安全性。

5-4　我國對食品添加物之管理

為維護消費者健康，我國對食品添加物之管理訂有下列管理措施：

（一）食品添加物的製造及輸入的查驗登記

　　無論是輸入或自行製造之食品添加物均須向衛生署申請查驗登記作業，依食品添加物規格標準審核合格者得以製造或輸入。

（二）添加物的使用對象與用量

　　食品業者須依衛生署公告食品添加物使用範圍及用量標準，在一定之食品內添加，且需合乎其用量標準。

　　為了確保人體的安全性，需要訂定食品添加物的添加量（即用量標準），又為了避免食品添加物使用於過多種食品，致使食品中食品添加物的合計攝取量超過每日容許攝取量，所以也需要限制使用食品種類（即使用食品範圍）。

　　每日容許攝取量（ADI）＝食品添加物的濃度（即用量標準）× 使用食品一日攝取量。

　　因此各種食品需要設定食品添加物的添加濃度，作為食品添加物的用量標準。至於使用食品一日攝取量的計量，係依據國民營養調查所得到的使用食品平均一日攝取量，乘以 2～10 的係數（稱為攝取係數），所得到的數值，作為使用食品一日攝取量（稱為使用食品最大一日攝取量），如圖 5-1。每人的食品攝取量係依年齡、嗜好有別。

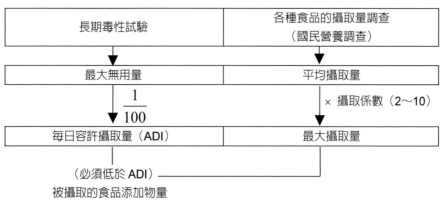

圖 5-1　食品添加物之攝取量與使用標準（用量標準）的決定

$$人體每日容許攝取量（ADI）＝最大無作用量 \times \frac{1}{安全係數}$$

安全係數之作用為自實驗動物的最大無作用量來推算人體的最大無作用量，使用時考慮了下述各種不確定因素：（1）實驗動物與人體對化學物質的感受性之差異；（2）人的個體間對化學物質的感受性之差異；（3）實驗動物數與人個體數有差異。為了確保 100～500 倍（也稱安全率）的安全性所訂出的補償的係數，安全係數一般定為 100～500，安全係數100 的數值係依：

（1）人體與試驗動物的感受性假設相差 10

（2）幼兒、病人、老人等抵抗力低的人與健康人的抵抗性假設相差 10

（1）×（2）＝100

5-5 主要食品添加物的種類用途及毒性

一、食品添加物的分類

（一）依功能的分類

　　食品添加物依其功能性分為十七類：

1. 防腐劑（preservatives）：如己二烯酸、丙酸鈣、去水醋酸等。

2. 殺菌劑（bactericides）：如氯化石灰、次氯酸鈉液、過氧化氫。

3. 抗氧化劑（antioxidants）：如二丁基羥基甲苯、丁基羥基甲氧苯、L-抗壞血酸等。

4. 漂白劑（bleaching agents）：亞硫酸鉀、亞硫酸鈉、亞硫酸氫鈉等。

5. 保色劑（color fasting agents）：如亞硝酸鉀、亞硝酸納、硝酸鉀等。

6. 膨脹劑（leavening agents）：如鉀明礬、鈉明礬等。

7. 品質改良用、釀造用及食品製造用劑（guality improvement, distillery and food stuff processing agents）：如氯化鈣、氫氧化鈣、硫酸鈣等。

8. 營養添加劑（nutritional enriching agents）：如維生素 A 粉末。

9. 著色劑（coloring agents）：如食用紅色六號、食用紅色七號、食用紅色七號鋁麗基等。

10.香料（flavour）：如乙酸乙酯、乙酸丁酯、乙酸異丁酯等。

11.調味劑（seasoning）：如 D-山梨醇、D-山梨醇液、L-天門冬胺酸鈉等。

12.黏稠劑（pasting agents）：如海藻酸鈉、海藻酸丙二醇、乾酪素等。

13.結著劑（coagulating agents）：如焦磷酸鉀、焦磷酸鈉、多磷酸鉀等。

14.食品工業用化學藥品（chemical for food industy）：如氫氧化鈉、氫氧化鉀、氫氧化鈉溶液等。

15.溶劑（dissolving agents）：如丙二醇、甘油、已烷等。

16.乳化劑（emulsifiers）：如脂肪酸甘油酯、脂肪酸蔗糖酯、脂肪酸山梨糖酯等。

17.其他（others）：如醋酸聚乙烯樹脂、矽藻土等。

（二）依目的的分類

食品添加物依目的可分為六類：

1. 提高食品的保存性：防腐劑、殺菌劑、抗氧化劑、防蟲劑、覆膜劑、品質改良劑。

2. 改善食品的風味、外觀：保色劑、著色劑、漂白劑、調味劑、香料、色調安定劑。

3. 食品的製造上不可缺，但可提高作業效率的添加物：如豆腐用凝固劑、鹼水、消泡劑、膨脹劑、萃取劑、黏著防止劑、溶劑、食品製造用劑、酵素、離模劑。

4. 提高食品的品質：黏稠劑、乳化劑、口香糖軟化劑、品質改良劑、結著劑、麵粉改良劑、保水乳化安定劑。

5. 提高營養價：營養強化劑。

6. 其他：pH 調整劑、麵包改良劑、釀造用劑。

二、主要食品添加物的用途及毒性

（一）防腐劑

食品腐敗或變質的主要原因有二：一為微生物的作用，另一為食品成分的氧化。若能去除腐敗或變質的原因，食品即可長期間保存。欲長期保

持食品本來的形態、風味等特性，除了依靠冷藏、冷凍、鹽漬、乾燥等保藏法以外，還有使用化學藥品的保藏法。在食品加工用以抑制微生物生長的化學藥品，稱為防腐劑（preservative），對微生物有殺菌的作用的化學藥品，稱為殺菌劑（bactericide）。

防腐劑並不像殺菌劑那樣具有殺菌作用（bactericidal action），而只具有抑制微生物的繁殖、延遲腐敗的靜菌作用（bacteriostatic action），因此並不是添加防腐劑的食品即不會發生腐敗。添加防腐劑，只能延遲腐敗時間，所以添加防腐劑的食品，還要冷藏，或儘早食用。

在防腐劑中，除了對羥苯甲酸酯類（ester of parahydroxybenzoic acid）以外，都是屬於酸型防腐劑。一般酸型防腐劑的解離度受溶液 pH 的影響，pH 越低，非解離分子越多。防腐劑的抑菌作用是由溶液中非解離分子所引起，pH 越低，非解離分子越增加，因此靜菌作用越強。使用這樣的酸型防腐劑，宜儘量降低食品的 pH。

罐頭食品一律禁止使用防腐劑，但因原料加工或製造技術關係，必須加入防腐劑者，應事先申請中央衛生主管機關核准，始得使用。防腐劑除對羥苯甲酸酯類得混合使用外，其餘不得混合使用。

（二）殺菌劑

殺菌劑是具有殺菌作用的化學藥品，用途除依規定添加於食品以殺死食品中微生物以外，也用以殺死食品機械、器具、包裝的微生物。現在許可的殺菌劑有氯化石灰（漂白粉，chlorinated lime）、次氯酸鈉溶液（sodium hypochlorite solution）及過氧化氫（雙氧水，hydrogen peroxide）三種。前二種是氯系殺菌劑，殺菌力強，會與食品成分反應，所以不可添加於食品，依食品添加物使用範圍及用量標準的規定，可使用於飲用水及食品用水，用量以殘留有效氯符合飲用水標準為度。至於過氧化氫具有強力殺菌作用及漂白作用。食品法規對其殘留量有嚴格規定，依食品添加物使用範圍及用量標準之規定，可使用於魚肉煉製品，除麵粉及其製品以外之其他食品，不得有 H_2O_2 殘留於食品中。

表 5-2　防腐劑

品目	結構式	特徵	毒性
苯甲酸 （benzoic acid） 苯甲酸鈉（sodium benzoate）		酸型防腐劑對細菌、酵母有效	LD_{50}=2g/kg（兔子、狗，口服）
已二烯酸 （sorbic acid） 已二烯酸鉀 （potassium sorbate）	$CH_3CH=CHCH=CHCOOH$ $CH_3CH=CHCH=CHCOOK$	酸型防腐劑抗菌力不強，但對黴菌、酵母、好氣性細菌有效	LD_{50}=10.5g/kg（已二烯酸，大白鼠，口服） LD_{50}=4.2g/kg（鉀鹽）
去水醋酸 （dehydroacetic acid） 去水醋酸鈉（sodium dehydroacetate）		酸型防腐劑對嫌氣性格蘭氏陽性細菌、黴菌、酵母有效	LD_{50}=1.00g/kg（去水醋酸，大白鼠，口服） LD_{50}=0.57g/kg（去水醋酸鈉）
對羥苯甲酸酯類 （p-hydroxybenzoic acid esters）		不易受 pH 的影響，對黴菌、酵母有強抗菌力，細菌也有效。	
丙酸 （propionic acid） 丙酸鈣 （calcium propionate） 丙酸鈉 （sodium propionate）	$CH_3CH_2 COOH$ （CH_3CH_2COO）Ca $CH_3 CH_2 COONa$	酸型防腐劑對黴菌、好氣性芽孢細菌有效	大白鼠，口服 LD_{50}=2.6g/kg（丙酸） LD_{50}=5.16g/kg（丙酸鈣） LD_{50}≧0.4g/kg（丙酸鈉）
聯苯 （biphenyl）		用於柑橘類的防黴	LD_{50}=35-5g/kg（大白鼠，口服） LD_{50}=2.4g/kg（兔子，口服）

表 5-3　對羥苯甲酸酯類之 LD_{50}

種類	LD_{50} mg/kg 口服			
	小白鼠	大白鼠	兔子	狗
乙酯	2500		5000	5000
丙酯	3700			
異丙酯	2500		5000	5000
丁酯	950			
	（鈉鹽）			
異丁酯		>10000		

（三）抗氧化劑

食品的品質劣化，除腐敗引起以外，氧化所產生的氧化物質亦是促使品質劣變的原因之一。如油脂之氧化，所產生之變色、風味損壞及一些有害物質，均是影響品質之重要因素。一般對食品的氧化具有防止效果的物質，稱為抗氧化劑（antioxidant）。防止食品的氧化，除了使用抗氧化劑以外，還有脫氧劑（free oxygen absorber; free oxygen remover; free oxygen scavenger; deoxidizer）的使用、充填氮氣等方法。

抗氧化劑對食品開始進行氧化之速度有遲緩效果，但並不能完全防止氧化，因此抗氧化劑是氧化物幾乎未生成之初期，就必須添加於食品，若已急速進行氧化時才添加抗氧化劑，就無效果了。

（四）漂白劑

漂白劑（bleaching agents）的使用目的，乃以化學法使有色物質氧化或還原為淡色或無色。食品添加物的漂白劑，計有 8 種，均屬於亞硫酸系統，其使用食品範圍及用量標準規定如下：

(1)使用於脫水鳳梨、動物膠、其他脫水蔬菜及水果：用量以 SO_2 殘留量計為 0.5g/kg 以下。

(2)使用於糖蜜及麥芽糖飴：用量以 SO_2 殘留量計為 0.3g/kg 以下。

(3)使用於葡萄糖：用量以 SO_2 殘留量計為 0.2g/kg 以下。

(4)使用於蝦類：用量以 SO_2 殘留量計為 0.1g/kg 以下。

(5)其他加工食品：用量以 SO_2 殘留量計為 0.3g/kg 以下。使用限制規定飲料（不包括果汁）、麵粉及其製品不得使用。

亞硫酸作為漂白劑使用於乾燥水果、糖蜜、麥芽糖飴等食品，也作為抗氧化劑使用於水果酒類。

（五）保色劑

保色劑與著色劑不同，本身並無色，可與食品中色素成分化合，使其色調固定、安定及鮮明化。肉製品或魚肉製品在加工時所添加的硝酸鹽或亞硝酸鹽，作用於血紅素（hemoglobin）而與氧化氮（NO）結合，生成鮮

紅色的亞硝血紅素（nitroshemoglobin）。現在許可的保色劑包括硝酸鹽（鉀鈉2種）及亞硝酸鹽（鉀鈉2種）計4種，均有使用範圍及用量標準，並有使用限制，規定生鮮肉類、生鮮魚肉類不得使用。

亞硝酸鹽對肉毒桿菌（Clostridium botulinum）等嫌氣性芽孢菌有抗菌力，與其說作為保色劑，不如說作為香腸、火腿、培根的防腐劑。

亞硝酸鹽與食品（尤其是魚卵、魚肉）中二級胺（secondary amine）反應，而生成強致癌性的亞硝胺（nitrosoamine），所以必須注意規定量的使用。

表 5-4　主要抗氧化劑

分類	品目	特徵	毒性
水溶性	L-抗壞血酸（L-ascorbic acid） L-抗壞血酸鈉（sodium L-ascorbate）	具有維生素 C 作用	$LD_{50} \geqq 5g/kg$（小白鼠、大白鼠、天竺鼠，口服）
	異抗壞血酸（erythorbic acid） 異抗壞血酸鈉（sodium erythorbate）	不具有維生素 C 作用 有效的肉製品保色助劑	$LD_{50} \geqq 5g/kg$（小白鼠） $LD_{50}=15.34g/kg$（小白鼠，鈉鹽）口服
	乙烯二胺四醋酸二鈉鈣（EDTACa Na₂） 乙烯二胺四醋酸二鈉（EDTA Na₂）	與食品中金屬離子形成錯鹽	$LD_{50}=0g \pm 74g/kg$（大白鼠，EDTA Ca Na 口服） $LD_{50}=2 \sim 2g/kg$（大白鼠，EDTA Na 口服）
油溶性	L-抗壞血酸硬脂酸酯（L-ascorbylstearate）	具有維生素 C 作用	$LD_{50}=25g/kg$（小白鼠，口服）
	二丁基羥基甲苯（dibutyl hydroxy toluene; BHT） 丁基羥基甲基苯（butyl hydroxy anisole; BHA）	用以防止食油或塑膠的氧化使用最多 用以防止石油或塑膠的氧化	$LD_{50}=2.4g/kg$（小白鼠，口服） $LD_{50} \geqq 1.1 \sim 1.32g/kg$（小白鼠，口服） $LD_{50} \geqq 2.0g/kg$（大白鼠，口服） $LD_{50} \geqq 20g/kg$（小白鼠，口服） $LD_{50} \geqq 10g/kg$（大白鼠，口服）
	生育醇（dl-α-tocopherol）	D 型為維生素 E，存於自然界限用為抗氧化劑，可無限制使用於食品	

　　硝酸鉀（或鈉鹽）作為保色劑時一般與亞硝酸鉀（或鈉鹽）併用。使用食品範圍及用量標準規定可使用於肉製品及魚肉製品，用量 NO_2 殘留量計為 0.07g/kg 以下。

　　【毒性】LD_{50}=3.24g/kg（硝酸鉀，大白鼠，口服）

　　　　　　LD_{50}=1.1～2.0g/kg（硝酸鈉，大白鼠，雄，口服）

　　硝酸鉀大量（10～30g）口服時，發生胃腸的炎症、血性的吐瀉、脈搏微弱、痙攣、嚴重將致死。人飲用含硝酸態氮 21～100 ppm（以 NO_3 計算 93～443ppm）的井水發生中毒。人體 1 天攝取 4g 以上或一次攝取 1 克以上的硝酸鈉時呈中毒症狀，有可能致死，一般致死量認為 13～15g。大白鼠以含 2.5%或 5%硝酸鉀的飼料飼養 2 年的飼育試驗，並未發現有致癌性。

　　【毒性】亞硝酸鹽容易被胃吸收。小白鼠從口部投與亞硝酸時，10 分鐘後有 85%從胃部消失，亞硝鹽也被小腸吸收。被吸收的亞硝酸使血紅素（hemoglobin）變為鐵（III）血紅素（methemoglobin）。攝取大量的亞硝酸鹽，引起血管擴張，形成鐵（III）血紅素，而降低氧搬運能力，尤其是嬰兒缺乏還原鐵（III）血紅素，而易引起血液毒，LD_{50} 為 220mg/kg（亞硝酸鉀，小白鼠，口服），亞硝酸鈉的最低致死劑量（minimum lethal dose；縮寫 MLD）為 330mg/kg。

（六）著色劑

　　天然食品中很多都具有美麗的色澤，可促進食慾。但在加工、烹調、貯藏中，有些色澤可能會變色或褪色，因此不得不使用人工色素來彌補其缺陷，但是不可以使用著色劑來欺騙食品的品質。食品添加物中的著色劑除了一部分為天然色素以外，大部分為合成色素。

　　現在的食用色素（food color），包括有食用煤塔（或稱煤焦）色素（8 種）及其鋁麗基（7 種）、葉綠素系統色素（3 種）、胡蘿蔔素系統色素（4 種）及其他 11 種，合計 31 種。這些食用色素以單一成分或混合物銷售。由於天然色素的毒性試驗數據，還不夠充分，無限制或不必要的著色應該嚴加限制，化學合成著色劑及天然著色劑都需要分別規定規格。

1.食用煤塔色素

　　煤塔色素（coal tar colour）是以芳香族碳化氫為原料所合成的色素，原來作為染料使用。在作為食用色素使用時，必須以無毒為最重要條件。現在許可的煤塔色素全部都是酸性色素，為水溶性。至於鹼性色素已全部禁止使用。其鋁麗基是水不溶性，大多使用於粉末食品、油脂食品等，一般較具有耐熱性及耐光性。

　　食用煤塔色素及其鋁麗基（aluminum lake）之使用限制中，規定生鮮肉類、生鮮魚貝類、生鮮豆類、生鮮蔬菜、生鮮水果、味噌、醬油、海帶、海苔、茶等不得使用。

　　食用煤塔色素不溶於油性食品，所以製成鋁麗基，現在許可使用的鋁麗基計有 7 種。鋁麗基是以鹼性鋁吸附煤塔色素，為微細粉末、無臭味，幾乎不溶於水或有機溶劑，但是緩慢溶於含酸或鹼的水。具有良好的耐熱性、耐光性、不易變色或褪色。一般使用於粉末食品、油脂製品、糖衣糕餅、錠劑塗敷等。也使用於食品包裝容器、塑膠製餐具、餐巾玩具等的印刷墨原料。

2.葉綠素系統食用色素

　(1)銅葉綠素（copper chlorophyll）

　　乾燥蠶糞或乾燥紫苜蓿等以溶劑萃取葉綠素，其葉綠素的鎂以銅取代，即得到很安定的油溶性綠色色素。

　　【毒性】毒性程度同銅葉綠酸鈉。

　(2)銅葉綠酸鈉（sodium copper chlorophllin）、鐵葉綠酸鈉（sodium iron chorophllin）

　　葉綠酸（chlorophyllin）的鎂以銅（或鐵）取代的水溶性鈉鹽，極為安定的綠色色素。

　　【毒性】$LD_{50} \geq 0.4g/kg$（銅葉綠酸鈉，小白鼠，靜脈注射）

　　大白鼠以含 3%銅葉綠酸鈉的混合飼料飼養一生的飼育試驗，並未發現有異常（1954 年）。

表 5-5　食用煤塔色素之各種性質表

色素名稱	耐熱	耐日光	鐵	耐酸	耐鹼	微生物	耐氧化	耐還原A	耐還原B	染著力	食鹽	各種溶劑之溶解度（g/100g）							
												蒸餾水				10%食鹽水	20%食鹽水	丙二醇	酒精
												0℃	15℃	30℃	60℃	30℃	30℃	30℃	30℃
食用紅色6號（cochineal red）	2	2	1	3	1	1	2	1	1	2	3	18.8	23.5	37	53.2	8.3	0.07	6.7	微溶
食用紅色7號（erythrosine）	4	1	3	0	2	3	4	4		4	3	8.3	9.8	13	17.8	0.02	微溶	37	1.9
食用黃色4號（tartrazine）	3	2	2	4	3	3	1	3	4	2	4	3.4	12.5	36	48	4.2	0.04	11	微溶
食用黃色5號（sunset yellow）	3	2	2	4	3	3	1	0	3	2	3	8.7	19.8	25	29	0.42	微溶	2.8	微溶
食用藍色1號（brilliant blue FCF）	4	4	3	4	3	4	3	3	3	2	4	25.3	64	68	70	39	38	18.7	3.0
食用藍色2號（indigo carmine）	1	1	4	2	2	1	0	2	1	3	0	0.67	0.8	1	2	微溶	0	0.1	微溶
食用綠色3號（fast green FCF）	2	2	2	2	1	3	3	0	3	3	3	可溶	-	-	-	-	-	-	微溶

記號：4（非常安定）、3（安定）、2（稍安定）、1（稍不安定）、0（很不安定）
耐還原（A）：係 0.5%之次亞硫酸鈉溶液（還原漂白劑）
耐還原（B）：係維生素 C 0.1%水溶液

表 5-6　食用煤焦色素

分類	品目	鋁麗基
偶氮系統色素 （azo color）	食用紅色六號（cochineal A;new coccine）	○
	食用黃色四號（tartrazine）	∨ *
	食用黃色五號（sunset yellow FCF）	∨
二苯幷派喃系統色素 （xanthene color）	食用紅色七號（erythrosine）	∨
三苯甲烷系統色素 （triphenylmethane color）	食用綠色三號（fast green FCF）	∨
	食用藍色一號（brilliant blue FCF）	∨
靛系統色素 （indigoid color）	食用藍色二號（indigo carmine）	∨

*打∨表示有鋁麗基的著色劑

3.其他著色劑

(1)β-胡蘿蔔素（β-carotene）

以原維生素 A（provitamin A）的狀態，廣泛地存於自然界，尤其胡蘿蔔、辣椒、蜜柑等黃色蔬菜水果、綠葉、卵黃、牛乳、血液等含有多量。

現在主要使用合成品、β-胡蘿蔔素為紅紫色～暗紅色的結晶或結晶性粉末，稍微有特殊臭味。溶於油而呈黃色。

【毒性】在普通的使用條件下並無毒性的顧慮。

(2)三氧化二鐵（iron sesquioxide, Fe_2O_3）

自古使用的顏料，呈紅色～黃棕色的粉末，對日光、熱、空氣很安定，著色力大。在食品方面主要用於香蕉（香蕉果柄的切口部以防腐劑等處理時塗以二氧化二鐵，以資識別）。

【毒性】]無毒性資料，在實用上認為無毒性。

(3)水溶性婀娜多（annatto water-soluble）

中南美洲出產的一種樹木 Bixaorellana 的種子的紅色包覆物含有色素成分 bixin 類胡蘿蔔色素，以鹼水解得到 norbixin 的鉀鹽或鈉鹽。為紅棕色～棕色粉末、塊狀物、液體或糊狀物質，稍微有特殊臭味。在歐洲自古使用於乾酪（起司）、乳酪（白脫）、冰淇淋等各種的著色。由於

染色力優良，也用於維也納香腸的表面著色。為調整色調，與食用色素混合使用。

【毒性】$LD_{50} \geq 35mg/kg$（大白鼠，口服）

4.其他

在天然添加物中，使用量最多的是天然香料，其次是天然著色料。在天然著色料中，醬色（caramel）的使用量占一半以上，其他使用量多的天然著色料為紅麴色素（monacusus color）、黃梔甘（crocin；黃梔子色素）、薑黃素（curcumin；鬱金色素）、臙脂蟲素（cochineal）、匈牙利椒色素（paprika color）等。

天然著色料可分為下面二種：(一)自食用的原料萃取的著色料，例如葡萄果皮色素、鬱金色素、甜菜紅色素等；(二)自非食用的原料萃取的著色料，例如胭脂蟲色素、黃梔子色素、婀娜多色素等。有相當多種的天然著色料屬於後者。

（七）調味劑

1.鮮味成分

分類	品目	特徵	毒性
胺基酸系統	L-麩胺酸鈉（monosodium L-glutamate）L-茶胺酸（L-theanine）	海帶的鮮味綠茶的鮮味	口服$LD_{50}=16.2g/kg$（小白鼠）$LD_{50}=19.9g/kg$（大白鼠）
核苷酸系統	5'-肌苷酸二鈉（disodium 5'- inosinate）5'-鳥苷酸二鈉（disodium 5'- guanylate）	柴魚的鮮味香菇的鮮味	口服$LD_{50}=12\sim14g/kg$（小白鼠）
有機酸系統	琥珀酸一鈉（monosodium succinate）	貝的鮮味	
	琥珀酸二鈉（disodium succinate）	貝的鮮味	

2.甜味成分

甜味成分可分為天然甜味成分及人工甜味成分二大類。天然甜味成分包括甜菊萃（stevia extract）、甘草萃（licorice extract）等。人工甜味成分包括了一些化學合成物及半天然物。

化學合成物：如糖精（saccharin）及其鈉鹽，環己基代磺醯胺酸鈉（sodium cyclamate）等。

半天然物：如糖醇類（D-木糖醇（D-xylitol）、D-山梨醇（D-sorbitol）、D-甘露醇（D-mannitol）等），胺基酸、胜肽類（如阿斯巴甜（aspartame）、胺基乙酸（glycine）等），甘草素（glycyrrhizin）等。

(1)糖精、糖精鈉

糖精為自甲苯（toluene）合成的白色結晶性粉末。糖精幾乎不溶於冷水，可溶於酒精或熱水。糖精鈉易溶於水，對熱、酸、鹼的安定性弱，糖精鈉水溶液在煮沸時發生分解而產生苦味。糖精或糖精鈉的甜度約為砂糖的 500 倍。10,000 倍水溶液也可感覺出其甜味。高濃度時感覺的苦味強，甜味低，低濃度時易感覺甜味。在口中的甜味感覺延續很久，此為糖精的特徵，也是缺點。與其他甜味料併用時有增效效應，並可減輕苦味。

【毒性】LD_{50}=l7.5g/kg（小白鼠，口服）

(2)阿斯巴甜

阿斯巴甜係由苯基丙胺酸（phenylalanine）與天門冬胺酸（aspartic acid）兩種構成的胜肽類甜味劑，為無色、無臭、甜味的結晶性粉末，約 1%溶於水，微溶於酒精，甜度約為砂糖的 200 倍。FDA 在 1981 年許可使用於乾燥食品、粉末食品，1983 年許可使用於碳酸飲料。

【毒性】LD$_{50} \geqq$ 5g/kg（小白鼠、大白鼠，口服）

(3)甘草萃取物（licorice extract）

　甘草（licorice）是豆科植物，自古當作甜味料使用。古時候大量使用於醬油。甘草萃取物是自甘草或其他同族植物的根或根莖以水萃取、或經過精製的製品。甜味成分為 glycyrrhizin，難溶於水，其鈉鹽為水溶性，化學合成品有 disodiumglycrrhizin。使用於醃漬物、點心等。常與糖精鈉併用。甜度為砂糖的 100～200 倍。國際食品添加物專家委員會（Joint Expert Committee on Food Additives, JECFA）的安全評估並未列入 A（1）、A（2）。

註：A（1）類表示經 JECFA 評價認為毒理學資料清楚，制定出正式的 ADI（每日允許攝入量）值；A（2）類表示經 JECFA 評價，認為毒理學資料不夠完善，暫時制定 ADI 值。

(4)甜菊萃取物（stevia extract）

　自甜菊（stevia）的葉子以水萃取，或經過精製的甜味料。甜味成分為 stevioside，易溶於水，難溶於酒精。對酸或熱較為安定。甜度為砂糖的 100～300 倍。使用於清涼飲料、水產煉製品、口香糖、醃漬物等。與糖類、有機酸併用時可減輕後味的不良感覺。在大白鼠的代謝試驗，stevioside 變為 steviol 和糖，而 steviol 自糞便排泄，被吸收的糖變為水和二氧化碳，自尿、汗、呼氣中排泄。JECFA 的安全評估並未列入 A（1）、A（2）。

(5)索馬甜（thaumatin）

　自一種植物學名 Thaumatococcus daniellii 的種子以水萃取，經過精製所得到的甜味料。甜味成分為 thaumatin，為分子量約 25,000 的蛋白質，甜度為砂糖的 2,500～3,000 倍。使用於清涼飲料、乳製品。JECFA 的安全評估列入 A（1），ADI 並無特別指定。

3.酸味成分

酸味料是在 pH3.0～4.5 感覺酸味，除具有清涼感以外，酸味料具有改善風味和甜味的作用，有的可作為抗氧化劑的增效劑（相乘劑）。酸味料也具有防止雜菌繁殖的作用。食品添加物的酸味成分包括檸檬酸、反丁烯二酸、琥珀酸、酒石酸、乳酸、醋酸、冰醋酸、DL-蘋果酸、葡萄糖酸-δ-內酯、磷酸等，一般酸味成分視各類食品的實際需要而適當使用，並限於食品製造或加工必須時使用。惟特別規定磷酸可使用於可樂飲料，用量為0.6g/kg 以下。

4.鹹味成分

一般鹵素離子（Cl⁻、Br⁻、I⁻）的通性為具有鹹味，食鹽是其代表例。食鹽以外的蘋果酸或葡萄糖酸等有機酸的鹼鹽也具有鹹味感覺。蘋果酸鈉（sodium DL-malate）為白色結晶性粉末，具類似食鹽的鹹味，因此用於無鹽醬油的合成。由於腎臟病、糖尿病患者禁忌攝取食鹽，為了滿足其對鹹味的慾望，一般都攝取無鹽醬油而不攝取含食鹽的一般醬油。依食品添加物使用範圍及用量標準之規定，本品可於各類食品中視實際需要適量使用，使用限制則限於食品製造或加工必需時使用，但嬰兒食品不得使用。

（八）黏稠劑

黏稠劑為賦予食品的黏稠性以改善滑性口感所添加的物質，也稱糊料（binding agent），溶解於水即可形成糊狀。

食品添加物的黏稠劑，用於醬料等可提高黏性者作為黏稠劑，用於冰淇淋等可增加乳化的安定性者作為安定劑，用於布丁等可提高凝膠性者作為凝膠劑，依所使用目的來區分名稱。

1.褐藻酸鈉

海帶等褐藻類約含有 20%褐藻酸（alginic acid），將褐藻酸萃取後以碳酸鈉或氫氧化鈉中和，即生成褐藻酸鈉。褐藻酸鈉溶解於水中即形成黏稠液體。廣泛地使用於食品作為安定劑、增黏劑、凝膠化劑等。使用於冰

淇淋時，除可改善膨脹率（overrun）外，還具有保形性。褐藻酸並無使用範圍，而僅有用量標準的規定。

【毒性】LD_{50}=5g/kg 以上（大白鼠，口服）

哺乳動物被認為對褐藻酸不會分解及吸收，而具有食物纖維（dietary fiber）的作用。有文獻報告健康成人每天給與 8g 時，完全無毒性。

2.羧甲基纖維素鈉（carboxy methyl cellulose, CMC）

簡稱 CMC 或 CMC-Na 等。易溶於水，使用時一次大量加入水中不易溶解，一般每次加入少量同時還要攪拌。不溶於酒精等有機溶劑。因具有良好的黏稠性、安定性及膜形成性。廣泛地使用於乳品飲料、發酵乳、冰淇淋、濃厚醬料、番茄醬等。CMC 並無使用範圍，而僅有用量標準的規定。

【毒性】LD_{50}=27g/kg（大白鼠，口服）

3.天然黏稠料

(1)阿拉伯膠（arabic gum）

自豆科植物 acasia 等的樹幹滲出的樹液，經乾燥所得到的多醣類。溶於水，冷時形成黏稠液體。具有良好的乳化力及薄膜形成力。使用於乳化香料、粉末香料、糖漿、水果糖、糖果等。JECFA 的安全評估列入 A（1），ADI 並無特別指定。

(2)海藻酸（alginic acid）

自海帶等以水萃取所得到的多糖類。易溶於水而膨潤。使用於速食湯、冷凍食品、點心等。JECFA 的安全評估列入 A（1），ADI 為 0～25mg/kg。

(3)紅藻膠（鹿角菜膠；Carageenan）

自紅藻類以水萃取所得到的多醣類，在 50～80°C 的加熱易溶於水，形成黏稠溶液或凍化狀。使用於果凍、冰淇淋、維也納香腸、壓型火腿、布丁等。JECFA 的安全評估列入 A（1），ADI 並無指定。

(4)刺槐豆膠（locus bean gum）

自豆科刺槐豆（locust bean）的種子胚乳部分粉碎物以水萃取所得到的多醣類。大多與其他增黏安定劑併用。使用於布丁、果醬、嬰兒食品、果凍、醬料等。JECFA 的安全評估列入 A（1），ADI 並無特別指定。

(5)關華豆膠（guar gum）

自豆科植物學名Cyamopsis tetragonalaoba種子胚乳部分粉碎物以水萃取所得到的多醣類。使用於冰淇淋、麵條、速食湯、罐頭、沙拉醬、醬料等。JECFA 的安全評估列入 A（1），ADI 並無特別指定。

(6)大瑪琳膠（tamarind gum）

自豆科大瑪琳（tamarind）的種子胚乳部分以水萃取所得到的多醣類。兼有刺槐豆膠等植物膠的特徵及果膠的性質。具有良好的耐酸性和耐鹽性。使用於布丁、果凍等。JECFA 的安全評估列入 A（1）和 A（2）。

(7)果膠（pectin）

植物細胞壁的中層主成分，其有 6%以上的甲氧基（methoxy group），有膠化性質，屬水溶性膳食纖維。

（九）結著劑

食品添加物的結著劑，都是磷酸鹽，如磷酸鉀、多磷酸鈉、焦磷酸鉀等計有 16 種。市售品大多是各種磷酸鹽的調合製劑，使用於肉製品、魚肉煉製品，用量標準以 phosphate 訂為 5g/kg 以下，限於食品製造或加工必須添加時，始得使用。

磷酸鹽之使用於食品加工主要有下列各種目的：

1. 金屬離子的封鎖：磷酸鹽與金屬離子形成可溶性錯鹽，以螯合金屬離子之作用。
2. 安定品質，增加乳化：磷酸鹽使難溶或不溶於水之物質形成安定的懸濁液而分散，以防止懸濁質之附著和凝集。
3. 保水，防止結晶之生成：防止難溶性物質析出結晶。
4. 調整 pH 值：防止蛋白質變性。

（十）乳化劑

　　水和油二種液體很難互相混合，可藉乳化劑的使用，形成安定的乳化液（emulsion）。乳化劑係介於水和油之界面，使一方均勻分散於另一方。乳化液可分為水中油滴型乳化液（oil-in-water type emulsion; O/W）及油中水滴型乳化液（water-in-oil type emulsion; W/O）二種。一般親水性強之乳化劑使用於 O/W 乳化液（例如脂肪酸蔗糖酯（sucrose fatty acid ester）適用於冰淇淋的乳化），親油性強之乳化劑使用於 W/O 乳化液（例如脂肪酸甘油酯（glycerine fatty acid ester）、脂肪酸丙二醇酯（propylene fatty acid ester）、脂肪酸山梨糖酯（sorbitan fatty acid ester）適用於人造乳酪（margarin）、酥油（shortening）的乳化。食品添加物的乳化劑，計有 13 種，包括自油脂主成分之三甘油脂（triglyceride）去除一個或二個脂肪酸結構之雙甘油酯（diglyceride）或單甘油酯（monoglyceride）；自蔗糖製造的脂肪酸蔗糖酯（sucrose fatty acid ester）以及自大豆萃取分離之天然物大豆卵磷脂（soybean lecithin）都是乳化劑。

（十一）其他天然添加物

1.苦味劑

　　苦味劑是將苦味賦予食品的材料，使用於可樂飲料（cola drink）或瓜拉那飲料（guarana drink）的苦味料有咖啡鹼（caffeine）、柚苷（naringin）等。

2.光澤劑

　　光澤劑是將光澤賦予食品，也有保護食品的功能。天然光澤劑有蟲膠（shellac）、羊毛脂（lanolin）、米糠臘（rice bran wax）、石蠟（paraffin wax）等動植物蠟及礦物蠟。

3.酵素（enzyme）

　　酵素是生活細胞所產生的活性物質，有澱粉酵素（amylase）、木瓜酵素（papain）等的水解酵素，觸酶（catalase）、葡萄糖氧化酶（glucose oxidase）

等的氧化還原酵素，轉葡萄糖苷酶（transglucosidase）等的轉移酵素，葡萄糖異構酶（glucose isomerase）等的異構化酵素等。

問題與討論

1. 在進行食品添加物安全性評估時，採用哪些試驗法？試簡要說明。
2. 試說明食品添加物之使用原則及使用目標。
3. 試說明下列兩個問題
   (1)食品添加物之 ADI 值之定義？與 RDA 值有何不同？
   (2)如何由毒性試驗結果訂定出食品添加物之 ADI 值及添加量標準？
4. 試說明我國食品添加物之管理方式。
5. 試說明防腐劑與殺菌劑之異同。

第六章　食品器具、容器包裝及食品用洗潔劑之管理

紀永昌　編著

從食品製造完成到運送至消費者手中，為了保護食品的價值及狀態，將適當的包裝材料、容器施加在食品上，此稱之為食品包裝（Food package）。其主要目的為保證內容物自輸送、裝卸、保管、分配到選購的過程中，品質的安全性，以及便於運送處理、提高商品價值、增加銷售量、防止食品劣變、保持食品品質、便於瞭解食品、研判其安全性、防止微生物或灰塵之二次污染等等的功用。

6-1　食品包裝材料種類

一、一般分類

食品包裝依其功能、包裝材料、包材物性、食品形狀、包裝方式及流通方式等之不同，一般有下列幾種分類方式：

分類	次分類
依功能分類	分為個裝、內裝及外裝
依包裝材料分類	分為塑膠材料、非塑膠材料
依包裝材料物性分類	分為柔軟包裝、剛性包裝、防濕包裝、氣密包裝
依食品形狀分類	分為液體食品包裝、固形食品包裝
依包裝方式分類	分為真空包裝、氣體充填包裝、收縮膜包裝、延伸膜包裝
依流通分類	分為冷藏食品包裝、冷凍食品包裝、加壓殺菌食品包裝

二、依包裝材料分類

種類	種類＊	品種名＊	性質及用途
非塑膠材料	紙	牛乳紙容器 紙箱 玻璃紙	適用於牛乳 清涼飲料、酒、冷凍食品適用 適用於糕餅
	玻璃	一般玻璃瓶 輕量玻璃瓶	適用於酒類、醬油、果醬、即溶咖啡 適用於啤酒
	金屬	馬口鐵罐 鋁箔容器	1. 三片罐及兩片罐：適用於魚、肉、蔬菜、飲料 2. Drawand & Ironing 罐，簡稱 DI 罐：各種飲料 適用於派、蛋糕、調理食品
塑膠材料	塑膠單層膜	聚乙烯（PE）	密度為 0.910～0.956 者，具良好熱封性、柔軟性、強度及防濕性。
		聚氯乙烯（PVC）	粉末食品 固形食品 流動性食品 — 密度為 0.941～0.956 者，半透明狀，耐－50 度以下低溫，可作為冷凍食品的包裝材料。
		聚偏二氯乙烯（PVDC）	透明性、收縮性、阻隔性良好，可作為香腸、火腿的包裝材料、保鮮膜。
		聚丙烯（PP）	透明度高，機械強度大，常替代玻璃紙作為外包裝材料。
		聚苯乙烯（PS）	免洗餐具（盤）的製造材料。
		聚酯（PET）	常作為果汁、汽水、茶、飲料等的瓶裝容器製造材料。
		聚醯胺（PA）	柔軟性強、耐破裂，具良好氣體阻絕性及良好耐寒性。
	塑膠複合膜	聚碳酸酯＋無延伸聚丙烯	羊羹容器 — 大部分食品包裝材料是複合膜，適用於加熱殺菌食品、水畜加工食品、糕餅類等。
	塑膠容器	聚苯乙烯、聚氯乙烯、聚丙烯	冰淇淋容器 吹氣瓶 調味料用 — 塑膠容器分為真空成形品、吹氣成形品、射膜、自立袋等等。

＊本表只列舉一二

6-2 食品包裝材料及其衛生安全問題

　　食品包裝可以保護食品品質，增加作業方便性，及促進販賣機能等功能，使用不當，亦會造成問題，故食品包裝必須結合包裝材料人員與食品加工、食品營養、食品衛生及食品工程等技術人員相輔相成，才能以包裝來增加食品之安全與價值。茲依包裝材料不同說明食品容器之安全性：

一、非塑膠與塑膠食品包裝材料之衛生安全性比較

	材料	衛生安全問題	毒性物質
非塑膠	紙	著色劑 螢光增白劑	多氯聯苯、汞
	金屬製品	有害金屬	錫、鋁、銅
	玻璃	有害金屬	鉛、鎘、砷
	琺瑯製品	有害金屬	鉛、鎘、砷
	陶瓷品	有害金屬	鉛、鎘、砷
塑膠	熱硬化性樹脂	單體	甲醛、酚
	熱可塑性樹脂	單體	苯乙烯、氯乙烯、二氯乙烯
		添加物	抗氧化劑、可溶物、可塑劑、潤滑劑、著色染劑、發泡劑

二、非塑膠製品的安全性

（一）紙、加工紙

　　紙的主要原料雖然是紙漿（Pulp），但也添加有填充劑、著色劑、螢光增白劑等，它與其他包裝容器之材料一樣，可能含有多氯聯苯（P.C.B.），過去發現過因紙漿貯存期中使用有機金屬鹽殺菌劑而檢驗出微量的汞的情形。著色劑如係食用色素用為食品包裝紙是合乎規定的，惟含螢光增白劑之紙張不得使用為食品直接接觸之包裝材料。

（二）陶磁器、琺瑯、玻璃製品

　　陶磁器、琺瑯製品因用以著色的金屬染料含有鉛與鎘而產生衛生安全問題，通常可能溶出鉛與鎘的陶磁器或是琺瑯製品多屬紅、黃、綠色的彩色製品，而在 700℃～800℃下，特別是 700℃附近燒成者為多。其溶出量隨浸土時間而增多，10 分鐘浸出時之溶出量約為 24 小時浸出時之溶出量的 1/10。黃色彩色製品比較可能溶出鎘，烹調用琺瑯製品內面有著色特別要注意。玻璃製品在毒性方面較無問題。

（三）金屬製品

　　金屬製品以鍍錫製品以及鋁製品為其主體。金屬箔以鋁為主，通常以使用表面有聚乙烯層而氧透過性及透濕性較低者多，單獨使用者少，因此鋁箔直接接觸內容食品的情形很少。

　　鍍錫罐在很早以前便使用於果汁以及水果，因錫的溶出異常發生過中毒事件，而漸改用塗漆罐。但塗漆的塗料有時使用含有錫的，有時使用含有鋅的，前者常見於果汁及水果用，後者多用於硫化物較多的食品。無論是哪一種，從罐溶出的錫與鋅的量最多也是 30～40ppm 程度，溶出量並未達中毒量。至於銅製容器若保存處理不當，產生氧化作用易產生銅綠，而失去光澤，此種銅綠之食器應避免使用。

三、塑膠製品的安全性

　　塑膠由高分子化合物（Polymer）與添加物構成，在高分子中還含有反應剩餘的單體（monomer）、催化劑的殘渣及添加物，包括防止其劣化的抗氧化劑、紫外線吸收劑等安定劑，改進其物理性質之可塑劑（Plasticizer）、潤滑劑，以及著色用的染料等。

　　這些微量的塑膠構成成分，曾有報告說其中也有具有各種毒性的。在使用中與各種食品接觸後可能從塑膠中轉移到食品中，造成食品衛生安全上的問題，而塑膠容器依其受熱時的變化而分為：

（一）熱可塑性塑膠（thermoplastic）

係指受熱後變成具有可塑性（即軟化，受很小的外力作用，即可變形或流動）而冷卻後則硬化，保持變形後之形狀，此種塑膠可重複使用。

（二）熱硬化性塑膠（thermosetting）

係指受熱會硬化或是達於某一溫度會永久硬化者，此種塑膠不可能再生利用。

茲就塑膠個別包裝材料之安全性說明於次：

（一）塑膠（熱可塑性樹脂）食品包裝材料安全性

1.塑膠單體

(1)氯乙烯單體（Vinylchloride monomer; VCM）

① 微量氯乙烯對人體應沒有影響。

② 氯乙烯經 Ames 試驗結果，顯示具有突變原性。

③ 對人體毒性作用有：手指、腳趾末端骨骼障礙，肝臟、脾臟病變。

④ 目前認為聚氯乙烯（PVC）是安全的

　A. 食品衛生法規規定聚氯乙烯樹脂中 VCM 限量為 1ppm，試驗發現 VCM 可轉移到內容物的量約僅 1/3，並不高。

　B.聚氯乙烯（PVC）所含的 VCM 含量僅 0.3～0.5ppm。

　C.聚氯乙烯（PVC）沸點低（-14℃），經加熱而散失。

　D.ADI 為 1.65mg/day。據統計換算，VCM 每人每日攝取量為 1.5mg。

(2)丙烯腈（Acrylonitrile; AN）

① 比氯化合物更具毒性：

　LD_{50}=80～90mg/kg（大白鼠）及 LD_{50}=27mg/kg（小白鼠）。

② 經肝臟代謝酵素活化後呈現致突變性。

③ 具致畸胎性。

(3)偏二氯乙烯（Vinylidene Chloride; VCD）

① 毒性：LD_{50}=1500mg/kg（大白鼠）及 LD_{50}=200mg/kg（小白鼠）。

② 降低大白鼠肝臟酵素的活性，並降低麩胱胺酸（Glutathione）儲存量。

③ 無致畸胎性。

④ 製品中 VCD 單體含量在 1ppm 以下，且不具轉移至食品的現象，故應無安全上的問題

(4)苯乙烯（Styrene）

① 毒性：LD_{50}=5g/kg（大白鼠）。

② 代謝物苯乙烯氧（Styrene oxide）為強致突變性物。

③ 可能抑制中樞神經系統。

④ 導致肝臟、腎臟病變。

⑤ 一般認為苯乙烯在食品中的溶出量遠小於 ADI 值，應該不致於造成安全上的問題。

⑥ 依規定，聚苯乙烯（PS）所含物質的安全限量為：

鉛：＜100ppm。

鎘：＜100ppm。

揮發性物質（苯乙烯、甲苯、乙苯、異丙苯及正丙苯合計）：＜5000ppm，其中苯乙烯、乙苯應各＜1000ppm；發泡聚苯乙烯應＜2000ppm。

2. **塑膠添加物：塑膠由聚合物（polymers）與添加物（additives）構成**

(1)抗氧化劑（antioxidants）

① 防止劣變之安定劑，常見的是 BHT、BHA。

② 常添加於 PE、PP、PS、PVDC 等塑膠材料中。

(2)PVC 用安定劑

① 常使用的是一些含重金屬（錫、鎘）的化合物，大部分毒性都很強，禁止添加於食品包裝材料中。

② 使用於食品包裝塑膠材料中，通常毒性較小。

(3)可塑劑（plasticizer）

① 種類繁多：磷酸酯、苯二甲酸酯、己二酸酯、檸檬酸酯。

② 常使用於軟質 PVC（占 30～40%）及軟質含 PVDC（占 5～10%）所不可或缺。

③ 一般可塑劑的毒性較低，較沒有安全上的顧慮，但其中磷酸三甲酚（Tricresyl phosphate）對神經系統會有不良作用。

(4)發泡劑（whippingagent）：發泡聚苯乙烯（PSP）為發泡劑構成主成分，有烴系發泡劑、分解型發泡劑、酸及鹽基系發泡劑、氟化烴系發泡劑等。

① 烴系發泡劑：屬 GRAS 級，如丙烷、丁烷等。

② 分解型發泡劑：屬 GRAS 級，如 azodicarbonamide($CON=NCONH_2$)。

③ 酸及鹽基系發泡劑：屬 GRAS 級，如碳酸氫鈉、碳酸氫銨、碳酸銨、檸檬酸、酒石酸、蘋果酸、琥珀酸等。

④ 氟化烴系發泡劑：屬 GRAS 級，如 Dichlorodifluromethane(CCl_2F_2)、Trichloromonofluromethane（ CCl_3F ）、Monochlorotrifluromethane（ $CClF_3$ ）等。

(5)著色劑（coloring agent）：使用符合「食品添加物使用範圍及用量標準」規定的合法著色劑，但若使用後，沒有溶出或浸出食品中的顧慮者，則不受此限制。

(6)其他添加劑

① 界面活性劑：如多元脂肪酸酯類。

② 潤滑劑：如流動石蠟、合成石蠟。

（二）塑膠（熱硬化性樹脂）食品包裝材料安全性

1.甲醛（Formaldehyde）

(1)基本性質

① 甲醛 40 %水溶液稱之為福馬林（Formalin），藉著其殺菌及防腐的功能，常用來浸泡屍體，以達到防腐的目的。

② 熱硬化性樹脂塑膠容器的構成單體之一，這類塑膠容器處在高熱或酸性食品下，甲醛便由塑膠容器中溶出。

③ 大量攝取添加於食品中不合法之漂白劑如吊白塊時，因分解後產生亞硫酸鹽及甲醛，而引起中毒。

④ 甲醛具有黏膜刺激性，易與蛋白質結合，造成蛋白質變性影響消化
　　酵素的作用，導致頭痛、胃痛、嘔吐、發疹等症狀。

(2)食品包裝材料安全性

① 尿素樹脂、酚樹脂及美耐皿樹脂的構成單體之一。

② 強致癌物。

③ 依規定，以甲醛為合成原料之塑膠，其以水或 4%醋酸為溶劑，於
　　60℃浸泡 30 分鐘，不得檢出甲醛的存在。

2.酚（Phenol）

(1)為酚樹脂的構成成分之一。

(2)依規定，以酚為合成原料之塑膠，其以水或 4%醋酸為溶劑，於 60℃
　　浸泡 30 分鐘，不得檢出酚的存在。

(3)平均致死量約為 15g，在攝取少量時，可能發生頭昏、嘔吐、虛脫、
　　呼吸急促、痙攣等現象。

（三）常用塑膠材料之特性鑑別及其安全性

1.聚乙烯（Polyethylene, PE）

(1)聚乙烯

① 外觀較透明，觸感柔軟，可耐 105℃。

② 點火可燃，有蠟燭味。

③ 食品衛生標準無單體溶出之規定。

④ 有重金屬及蒸發殘渣、高錳酸鉀消耗量之規定。

⑤ 屬安全性高之包裝材質。

⑥ 常見用於吹氣、射出、發泡等用途。

⑦ 回收後焚化可作為助燃劑。

(2)聚丙烯（Polypropylene, PP）

① 較不透明，質較硬，可耐 135℃。

② 點火可燃，有蠟燭味。

③ 食品衛生標準無單體溶出之規定。

④ 有重金屬及蒸發殘渣、高錳酸鉀消耗量之規定。

⑤ 屬安全性高之包裝材質。

⑥ 常見用於吹氣、射出、發泡等用途。

⑦ 回收後焚化可作為助燃劑。

(3)聚苯乙烯（Polystyrene, PS）

① 點火可燃，冒黑煙。

② 食品衛生標準有單體溶出之規定。

③ SM（苯乙烯單體）：1000PPM。

④ EB（乙苯）：1000PPM。

⑤ 揮發性物質：5000PPM。

⑥ 發泡：2000ppm。

⑦ 有重金屬及蒸發殘渣、高錳酸鉀消耗量之規定。

⑧ 回收後焚化可作為助燃劑。

(4)聚氯乙烯（Polyvinyl chloride, PVC）

① 點火不可燃，且有臭味。

② 食品衛生標準有單體溶出之規定。

③ VCM（氯乙烯單體）：1ppm。

④ 有重金屬及蒸發殘渣、高錳酸鉀消耗量之規定。

⑤ 衍生物：PVDC 用於保鮮膜。

⑥ 屬安全性爭議高之包裝材質。

⑦ 回收焚化若溫度不夠，環保爭議亦高。

　確實做好 PVC 的減量工作，第一步即為減少使用以 PVC 盛裝的食用油脂及 PVC、PVDC 保鮮膜。

食用油瓶有下列幾種包裝：

玻璃瓶

金屬瓶

PET　底部為⊙寶特瓶
PP　　底部為Θ半不透明之硬質塑膠
PVC　底部為Θ透明之硬質塑膠

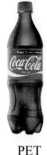
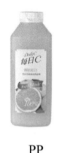
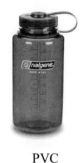

PET　　　　　　　PP　　　　　　　PVC

四、應加強之產官學及民眾的力量

產：應加強洗滌設施，減少使用免洗餐具或較具爭議之包裝材質。

官：建立完整之替代計畫及回收再使用系統，逐年降低一次即丟之包裝材質使用量，並加強教育國民之正確觀念，輔導業者減少使用免洗餐具或較具爭議性之包裝材質。

學：研究經濟、好用、安全性高又可分解之替代材質。

民眾：灌輸環保觀念，減少使用免洗餐具或較具爭議之包裝材質，當外出時自行帶餐具將是最好之環境保護示範。

6-3　食品用洗潔劑之定義及其種類

一、定義

　　依衛生署 88.11.5 衛署字第 88072129 號公告，食品用洗潔劑衛生標準所稱之食品用洗潔劑係指使用於食品、食品器具、食品容器及食品包裝用之以合成界面活性劑為主成分之洗潔劑，唯洗碗機用洗淨劑不適用本標準。

二、品質

食品用洗潔劑應符合下列規定：

項目	品質
pH 值（25℃）	許可差為標準值±1
界面活性劑含量	15%以上
螢光增白劑	不得檢出
甲醇	1mg/mL 以下
壬基苯酚類界面活性劑（nonylphenol 及 nonylphenolethoxylate）	0.1%以下
砷含量（以 As_2O_3 計）	0.05mg/L 以下
重金屬含量（以 Pb 計）	1.0mg/L 以下
表面張力	40dyne/cm 以下
生物分解度	90%以上
香料及著色劑	應符合衛生署主管機關之規定

三、洗潔劑之類型及其特性

市售食品用洗潔劑大略可分為石化型及非石化型兩種，茲列表說明如下：

類型	泡沫	殘留性	除污方式	農藥去除力
市售石化型洗劑（LAS、ABS、NPEO、AES……）	泡沫多，不易洗淨（造成殘留原因之一）	消費者之使用量均遠超過食品法規之用量，故殘留問題嚴重	高泡溶解型：浸透性去污法	亦是殘留問題，使農藥無法100%洗淨
非石化型洗劑（優良食品用洗潔劑）	泡沫少輕鬆洗淨	選擇非 LAS、AES 及 NP 系列之分散型洗劑	低泡分散型：分散性去污法（如用清水洗滌之快感）	選擇無刺激及無溶解蔬果皮層之分散型洗劑來浸泡是最安全的選擇

優良食品用洗潔劑須具備下列條件：

(1)低泡沫型

(2)無殘留性

(3)非溶解型

(4)無刺激性

(5)無污染性

(6)經濟效益

在極少量即可達到洗淨的效果，即經過洗滌後可以減少微生物之數量、去除微生物營養源並加強殺菌消毒效果者。

6-4　市售洗碗劑之成分簡介

一般市售洗碗用清潔劑其所含成分可分為兩部分，其一為洗碗劑，另一為洗碗助劑，兩者所含之成分及其藥效如下表：

污染物質	成分	藥效
洗碗劑（Dish washing agent）		
油污、污物	鹼片、鹼粉	分解油污
蛋白殘渣	蛋白分解酵素	分解蛋白
食物殘餘	澱粉分解酵素	米飯分解
硬水水質改善	水質軟化改良劑	防止水痕
乾燥劑（Rinsing & Drying Agent）		
防止污點 防止水痕 快乾 增加光澤	界面活性劑（聚乙醇酯）配合洗碗機之溫度而異	>65℃呈霧狀均勻分散型，均勻分布碗盤之周圍，而呈現快速脫水及光亮作用。
洗碗助劑		
消泡劑（Defoamer）		
泡沫	脂肪酸酯	泡沫去除及助洗作用
殺菌劑（Bactericide）		
葡萄球菌、大腸菌、黴菌、酵母真菌、病毒、孢子	過氯酸殺菌劑（無殘留之問題）	殺菌

6-5　石化洗劑之隱憂

1.皮膚障礙、富貴手、濕疹、尿布疹等。

2.阻礙酵素作用破壞粒腺體肝臟障礙。

3.致癌的催化作用。

4.與有害物質相乘作用。

5.污染水質環境。

問題與討論

1. 試說明食品包裝所可能引發之食品衛生安全問題。

2. 何謂食品用洗潔劑？目前市售品有幾類型？有何特性？

3. 常用之塑膠材料有哪四種？如何鑑別？

4. 洗碗劑及洗碗助劑在組成上有何差異？效果有何不同？

第七章　環境荷爾蒙

　　任何化學物質對生物體都可能造成傷害，端視其毒性強弱、暴露劑量、暴露路徑、及作用時間長短而定。二十世紀初期，人類只注意到物質及毒性，例如砒霜之劇毒，即須加以管制。但明槍易躲，暗箭難防。自 1962 年卡爾遜女士發表《寂寞的春天》後，人類始驚覺化學物質之慢毒性，傷人於無形，對人類健康之危害，尤甚於急毒性。所以至二十世紀中葉以後，各國對化學物質之管理，特重視慢毒性之管制；舉凡化學物質具腫瘤性、畸胎性、造成生育能力受損、遺傳基因突變者；在環境積蓄引起生物累積（Bioconcentration）、生物轉換（Biotransformation）、生物濃縮（Bioconcentration）者，不是被禁用，就是嚴格加以管制，限制使用。迨二十世紀末期人類又發現環境介質中，某些殘留的化學物質，即使其濃度甚低微，甚至低於慢性毒之臨界值，但這些化學物質一旦進入生物體後，會干擾生物體內分泌系統之正常生理作用，影響生物體子孫代之發育、行為、智能以及免疫系統，於是二十一世紀的化學物質管理，又進入了另一個新紀元。

7-1　環境荷爾蒙之定義

　　內分泌系統（Endocrine system）的分泌產物稱為激素或荷爾蒙（Hormones），乃生物與生具有，以精確的調控生理機制，支配生物體內的生長、發育、生殖、繁衍。高等動物（包括人類）的內分泌腺有腦下垂體、松果體、甲狀腺、胸腺、腎上腺、性腺等，對生理作用各有所司。在正常情況之下，內分泌腺分泌合成之固醇類荷爾蒙（steroid hormone）隨血液循環分布全身，當達到作用標的器官，即與細胞核內的受體（Receptor）

結合，啟動 DNA 合成功能蛋白，而發揮各組織器官的生理功能；且依荷爾蒙之種類，決定其結合之受體。因此荷爾蒙與受體間的關係，有如門鎖之鑰匙與鑰匙孔具專一性，必須對準了才可以打開門鎖，登堂入室，觸動生理反應；而且不同的鑰匙產生不同的生理反應，亦即同一受體，如接受雄性荷爾蒙之鑰匙，則細胞核內的 DNA 會啟動雄性之生理反應；反之如接受雌性荷爾蒙之鑰匙，則 DNA 會刺激肝臟產生卵黃前質，顯現雌性之生理。但如有某些化學物質，其分子結構擬似於動物體內分泌產生之激素如固醇類荷爾蒙，則此等物質一旦經由環境介質進入動物體後，即與激素受體（Hormone receptor）錯誤結合，使得體內的基因控制系統，接受錯誤的指令，進而干擾動物體的代謝、行為、生殖及性別分化等生理作用。此等化學物質稱之為「外因性內分泌干擾物質」（Endocrine disrupter substance，簡稱 EDS），而日本為了方便瞭解，則概稱之為「環境荷爾蒙」（Environmental hormone）。例如化學物質壬基苯酚，其結構式近似於雌性荷爾蒙，當它進入雄性動物體後，即會使雄性動物雌性化。

　　具環境荷爾蒙效應之化學物質進入動物體內，將影響其荷爾蒙激素之合成、分泌、運送、結合，進而導致影響生物體的恆定、生殖、發育或行為等作用；且不同的環境荷爾蒙化學物質間亦會產生增效（Synergistic manner）等作用。環境荷爾蒙化學物質對內分泌系統之干擾機制可概分為：

一、類雌性動情激素（Estrogen）：化學物質之結構類似於雌性動情激素（雌性荷爾蒙），當其進入雄性生物體時，即產生假性荷爾蒙作用，將性別分化、發育之受體門鎖打開，而使得雄性個體產生雌性之錯亂反應；如 Nonylphenol、bisphenol 等。

二、化學物質與雄性激素受體結合，堵塞了門鎖的鑰匙孔，占據了受體的位置，而使得正常的雄性激素荷爾蒙找不到受體，以致抑制雄性荷爾蒙之生理作用，而無法顯現出雄性之生理機能反應；如 DDE 即具有此種效應。

三、化學物質與細胞內其他受體蛋白質結合，活化遺傳物質，產生功能蛋白，間接影響雄性動情激素之功能；如 Dioxin 即具有此種效應。

　　內分泌干擾物質之恐怖，在於其量甚微，即能產生深遠的影響。而這些化學物質在我們文明生活中，卻又無所不在。其影響所及，可能造成久婚不育、不孕症、精液減少、精蟲密度降低、性無能、性別中性化等症狀。化學污染物如經由母體傳給下一代，嬰兒會產生學習障礙，甚至精神異常、產生過動兒、兒童暴力傾向、注意力無法集中等。此外亦容易造成免疫系統失調、癌症好發。

7-2　環境荷爾蒙之管理

　　擬似環境荷爾蒙化學物質多為化性安定，在環境中長期不易分解，容易造成生物積蓄、生物轉移、生物濃縮者。美國政府於 1996 年首先提出會干擾生物體內分泌系統之化學物質，必須加以管制，並訂定篩選原則及測試範圍；伊利諾州環保局隨之提出可能影響動物及人體內分泌系統之 74 種化學物質初步名單；日本環境廳則於 1998 年公布環境荷爾蒙效應之化學物質 70 種。兩者之差異：伊利諾州環保局所公布之名單有 12 種物質（Diethyl stilbestrol, Methyl Parathion, p-tert-Butyl phenol, 2,4,5,-T, Aldicarb, tert-Butyl hydroxyanisole, Lindane, p-sec-Butyl phenol, p-tert-Butyl phenol, PAHs, p-iso-Pentyl phenol, p-tert-pentyl phenol）為日本環境廳所沒有。而日本環境廳亦列了 10 種（2,4, 5,-trichlorophenoxyacetic acid, Simazine, Oxychlordane, Trans-Nonachlor, Benzopyrene, Diethyl phthalate, Benzophenone, 4-Nitrotoluene, Triphenyltin, n-Butyl benzene）為伊利諾州環保局所缺者，但一般都以日本環境廳所公布者作為參考。

　　在日本環境廳所公布之 70 種化學物質中，有 26 種殺蟲劑或其代謝中間產物，殺菌劑、除草劑各 9 種，我國已有「農藥管理法」、「環境用藥管理法」、「毒性化學物質管理法」加以禁用、限制使用；有 6 種為醫藥、化工原料之中間產品，僅少量侷限於工廠使用，可依「藥事法」管理；重金屬有 3 種，其中鎘、汞已在「毒性化學物質管理法」中加以限制使用；有機錫 2 種以及 PCBs，「毒性化學物質管理法」已予以管制；焚化爐之

Dioxins 及 Furans 則由「空氣污染管制法」予以管制及排放。唯獨塑膠之塑化劑 9 種及工業用清潔劑、乳化劑之非離子介面活性劑迄今多未納管，有待吾人加強研究管理。

7-3 環境荷爾蒙之種類

一、殺蟲劑、殺菌劑、除草劑

具環境荷爾蒙效應之殺蟲劑或其代謝中間產物有 26 種（占 37%），殺菌劑、除草劑各有 9 種（各占 13%），合計 44 種（占 63%）。此種化學物質有 8 種在台灣不曾使用；有 16 種已經禁用；4 種雖有登記，但近年來已不使用；即使繼續使用中的 16 種，亦均依「農藥管理法」、「環境用藥管理法」、「毒性化學物質管理法」之規定，由專責主管機關予以許可、登記，並列管、追蹤。其中以有機氯殺蟲劑之影響最為深遠，值得吾人進一步探討。

十九世紀末葉，為了消滅農業蟲害，以增加糧食生產；又為了防治病媒，以控制疾病傳播；人類首先使用硼酸、氟化鈉、黃磷、硫酸鉈、除蟲菊等天然殺蟲劑以防治蟲害。迨 1874 年人工化學合成了 DDT，但直到 1938 年始發現其偉大的殺蟲力，才開發為產品上市，風靡一時。其後，又陸續合成蟲必死（BHC, 1942）、可氯丹（chlordane, 1952）、阿特靈（Aldrin, 1948）、地特靈（Dielerin, 1949）、安特靈（Endrin, 1951）、飛布達（Heptachlor, 1952）等有機氯殺蟲劑。1949-1958 年間為有機氯殺蟲劑之極盛時期，其後因其造成環境污染而逐漸被後起之秀——有機磷殺蟲劑、胺基甲酸鹽殺蟲劑、合成除蟲菊精所取代；1970 年代以後，有機氯殺蟲劑相繼為各國所禁用。

台灣由於地處亞熱高濕地帶，最適害蟲繁殖為患。為了防治農業及衛生蟲害，自 1950-1970 年間，曾大規模的使用有機氯殺蟲劑，僅政府衛生單位，為了瘧疾根除計畫，自 1953-1957 年五年內即噴灑了 2,474,955 公斤的 DDT 以防治瘧蚊；此尚不包括農業及民眾自行噴灑者。有機氯殺蟲劑

之產銷使用量則是以 BHC 為最大宗，迄 1966 年銷售量累積達 17,000 公噸；1969 年銷售量亦達 1,000 公噸。其後，因有機氯殺蟲劑使用後不易分解，長期殘留環境介質中，甚至於經由食物鏈形成生物轉換、生物累積、生物濃縮，造成嚴重之環境污染及殘毒。於是至 1972 年開始，7 種有機氯殺蟲劑陸續被禁用。

據 Guillette 2000 之報告，野生動物暴露於有機氯殺蟲劑中，即使是微量，仍會降低其卵孵化率、子代存活率，並有礙荷爾蒙之分泌活化以及改變生殖系統之分化；不但破壞生態體系，並影響人類健康。我國有機氯殺蟲劑已禁用多年，自來水及其原水已檢測不出，但環境介質中的河川底泥、魚體卻仍能檢測出微量殘存。有機氯殺蟲劑在水體環境之殘留，不論是檢出率抑或是檢出濃度，都是魚體＞底泥＞水，水質中檢測不出有機氯殺蟲劑，據王正雄 2000 年報告，1970 年代河川水中可檢出 ppt 含量之各種有機氯殺蟲劑，但 1990 年代以後，就不再檢出。河川底泥有機氯殺蟲劑之降解較為緩慢，1990 年代仍可檢測出 ppb 劑量之靈丹、DDT、DDD、阿特靈、地特靈。迄 1990 年代降至 ppb 以下。魚貝類有機氯殺蟲劑殘留量稍高於底泥，反映出生物濃度之效應。

二、多氯聯苯

多氯聯苯（polychlorinated biphenyls，簡稱 PCBs）為人工合成之 209 種同屬物（Congener）之氯化聯苯族群，於 1881 年代首由德人 Schmide 和 Schultz 合成，在 1922 年始公開問世，迨 1929 年由 Monsanto 公司大量出產，銷售全球。由於其優異的穩定性、熱傳導性及電流絕緣性，廣泛的用於電容器、變壓器、熱媒、塗料、無碳印刷等；我國進口的多氯聯苯主要大宗用於電容器、變壓器之絕緣油，1972 年由工業局列為管制進口化學品，1979 年台中縣米糠油中毒事件發生後，於 1980 年停止進口 PCBs，並公告禁用於食品加工設備。1988 年環保署將多氯聯苯公告為第一號列管毒性化學物質，禁止製造、輸入、販賣及使用於食品業。1995 年環保署又公告在 2001 年以前，應卸除所有電容器、變壓器之 PCBs，全面禁止使用。

卸除之 PCBs 列為有害事業廢棄物，必須委託合法之甲級廢棄物清除處理業者專業處理。

　　多氯聯苯對生物體雖不具急毒性，卻有致癌性，並影響人體的免疫系統及干擾內分泌平衡。PCBs 雖已禁用多年，但因其安定不易分解，當年流落到環境介質中的 PCBs，至今仍持續造成污染。PCBs 經工業使用後廢棄，或由工廠直接排入水體，或隨著有害廢棄物掩埋滲漏入土壤、地下水中，或由含 PCBs 的電容器揮發出來，隨著雨水或滲漏水沖入河床；一旦進入水體及吸附懸浮之顆粒，或沉積於底泥；進而被棲息於水中底泥之生物系統所獲取，而進入生物食物鏈。又由於 PCBs 為脂溶性，不易溶於水，因此進入生物體之 PCBs 多累積於脂肪組織內不易排泄而形成生物濃縮現象。

　　Mitch 1997 年稱 PCBs 進入人體最主要的暴露途徑，還是取食河中受污染的魚貝類，台灣淡水魚類多氯聯苯之生物累積，經行政院環保署所測結果，發現北、中部屬多氯聯苯輕度污染，南部則為中、高度污染，尤其是二仁溪下游，過去台南市灣裡廢五金專業區遺留下來的 PCBs，發現二仁溪中 PCBs 污染已趨和緩。魚體之各部位 PCBs 含量肝＞腸＞卵＞皮＞肉。魚肉含 PCBs，不論是平均濃度抑或個別樣品最高濃度，均符合我國食品衛生標準 1ppm；魚內臟、卵及皮含 PCBs 較魚肉高出甚多，食用時宜去除。

三、戴奧辛和呋喃

　　戴奧辛和呋喃是一群（210 種）含氯之氧化聯苯總稱，為有機氯化物氧化或燃燒產生之污染物，具熱穩定性、耐酸鹼、抗化學腐蝕、抗氧化水解、水中溶解度低、低可燃性、蒸氣壓極低等特性。一旦形成，在環境介質中極難分解，導致環境蓄積，並可經由食物鏈，形成生物轉化、生物累積、及生物濃縮。由於其具脂溶性，一旦進入生物體內，多積存於脂肪、乳脂內，非常穩定，無法分解，需要長久時間才能排出體外。

　　一般人的觀念裡，認為戴奧辛都是由垃圾焚化爐排放出來的，其實戴奧辛大部分在製造殺蟲劑、木材防腐劑等含氯化合物、造紙染整使用氯漂

白時產生，為工業製成非意願之副產物或不純物；或發現於燃燒含氯塑膠、紙類、垃圾，以及燃燒石油燃料的過程中所產生的污染物；甚至於火山爆發、森林大火、汽機車排氣都含有戴奧辛。根據 US EPA 2000 年之報告，垃圾等廢棄物以及廢電纜的露天燃燒，由於焚化溫度不夠（850℃），已成為美國環境中戴奧辛的最大來源，尤其是燃燒後的灰燼、灰渣；紐西蘭環境部 2000 年報告中指出垃圾掩埋場火災為紐西蘭戴奧辛的最大排放源。1980 年代我國台南灣裡的廢五金露天燃燒，即殘留下不少戴奧辛。

由於戴奧辛極難分解，又有生物轉化、生物濃縮現象，所以地球上環境介質及土壤、河川底泥、生物體內都還有極其微量的戴奧辛。它之所以號稱「世紀之毒」，實乃因其量甚微，即可使生物中毒，包括急性毒、慢性毒（致癌）以及生殖毒（干擾內分泌功能）。

據 Colborn 1993 稱：供試驗之母鼠暴露戴奧辛之量如果再予降低，使其非常接近美、日、歐洲等工業國家人民身上的戴奧辛濃度（2.5-69ppt），會使所生下來的下一代雄鼠生殖系統受到長期之傷害。此外，在母體子宮內浸染過戴奧辛對生物體的毒理，是經由一個訊息不明的受體發揮作用，戴奧辛占據人類細胞的受體後，再和細胞中的 DNA 鍵結，和 DNA 鍵結的戴奧辛會引發和動物實驗中基因相同的變化；亦即和受體 DNA 鍵結後的戴奧辛，會干擾人類的內分泌及發育。

此外，戴奧辛也會產生一些非致命性干擾動情素的反應，它也可以不須和受體結合；有時候扮演假性動情素的角色，有時卻又出現抑制動情素的作用。只要極低濃度的戴奧辛，亦即接近人體的正常濃度，就會產生相當奇特的效應，將會影響出生的下一代。美國環保署對戴奧辛之討論，將從致癌的可能性移轉到毒害下一代發育、生殖的影響。戴奧辛對我們的最大威脅已不只是致癌，而是它會干擾生物體自然荷爾蒙的威力。

台灣地區焚化廠排放之戴奧辛一直為大家關注的焦點，為防制焚化爐排放戴奧辛問題及維護民眾免於受戴奧辛之危害，環保署依「空氣污染管制法」之規定，公告「廢棄物焚化爐排放戴奧辛管制及排放標準」，規定新設焚化爐之排放限值為 0.1ng-TEQ/Nm^3，既存之焚化爐應於 90 年 8 月前改善到符合 0.1ng-TEQ/Nm^3 之限值。此值較美國（13ng-TEQ/Nm^3）、

日本（0.1-10ng-TEQ/Nm^3）為嚴，而與歐洲的德國、瑞典、奧地利等國相等。

據 Khamitov 1996 年在蘇俄所作之調查報告稱，人體戴奧辛之來源，有 2.3%來自空氣，0.2%來自飲水，97.5%來自食物。空氣中及陸地上之戴奧辛，最後多匯流到河川，但由於戴奧辛為疏水性化合物，在水中溶解度甚低（僅 19.3±3.7 ng/L, 22℃），河川裡的戴奧辛分子多先吸附於微粒包懸浮，再凝聚成顆粒，沉澱在底泥中，並經由水中微生物攝食而進入魚類食物鏈；因此河川底泥及魚體戴奧辛之檢測，可作為戴奧辛環境污染指標之一。環保署檢所 1999 年檢測三條河川之底泥及魚體戴奧辛之含量 TEQ/Nm^3（Toxicity equivalency quantity of 2,3,7,8-tetra chlorinated dibenzo-p-dioxin），淡水河的底泥（6.73ng-TEQ/Nm^3）及魚體（0.296ng-TEQ/Nm^3）之戴奧辛含量高於朴子溪、頭前溪，但與日本河川相當。

四、重金屬鎘、鉛、汞

鎘會引起痛風病，汞會引起水俁病，日本熊本縣水俁灣居民因長期食用附近海灣受甲基汞污染之魚貝類，造成腦神經損傷，該症狀首先發生在水俁灣附近，故附近居民特稱之。鉛會引起中樞神經傷害及腦病變。此等重金屬對生物體除了具急慢性神經毒性外，亦會干擾內分泌系統之生理作用。重金屬之侵入人體，一如其他污染物，主要係由飲食進入。因此，食品衛生、飲水衛生對於重金屬均有嚴格的衛生標準。工廠含重金屬之廢水、廢棄物排放後，或經放流口、或經土壤滲漏，最後亦多匯集至河川，沉積於底泥。因此從底泥及河魚重金屬之檢測，可推演重金屬之環境污染。依台灣河川調查之 6 條河川底泥及河魚重金屬檢測結果，發現魚體與底泥檢測濃度均高於水質。

五、塑化劑

我國塑膠之濫用，舉世聞名，舉凡民生食、衣、住、行、育、樂都離不開塑膠製品，家庭垃圾更有 30 %以上是屬塑膠廢棄物。因此許多環保團體及有識之士，多力主仿效西歐國家禁用或限制塑膠產品之使用。塑膠製

品除了陳年不爛、不易分解、造成環境污染外，塑膠成型時所添加塑化劑，更具有干擾內分泌系統環境荷爾蒙之效應。歐盟曾調查發現含可塑劑 phthalate 的 PVC 玩具經兒童啃咬後，phthalate 可能溶入唾液中。因此塑膠玩具、餐具、注射筒等醫療器材，都必須全面的加以體檢；歐盟部分會員國已禁用磷苯二甲酸鹽作為塑膠玩具之塑化劑。至於流落到環境介質中的塑化劑，在台灣地區的河川底泥中普遍被檢出，尤其是鄰苯二甲酸二酯 Bis（2-ethylhexyl）phthalate。

六、烷基酚

烷基酚類化合物（Alkylphenol polyethoxylates, APEOs）分解產物包括壬基苯酚（4-Nonylphenol, OP），可供為非離子型介面活性劑及農藥添加等乳化劑之用，亦用於製造塑膠、染料、油漆、潤滑油及金屬加工等，但以用於工業洗滌及各種民生用清潔劑為大宗。壬基苯酚及辛基苯酚具強烈之親脂性，在水環境中不易被分解。又因其化學結構與動物及人類之雌性激素酷似，一旦進入雄性動物體內，即會干擾內分泌之正常生理作用。歐盟在 1980 年代禁止使用於家庭清潔劑配方，2000 年工業化洗滌劑將全面禁用。在英國廢污水處理場之排放口下流處，發現許多兼具兩性特徵之中性魚（Intersex fish），而其下游，此種雄魚雌性化之中性魚高達 100%，其精子數目極低，且含有偏高之卵黃前質（Vitellogenin, Vtg）。此種異常之生理現象，可能影響生態環境，造成魚類族群之瀕臨絕種。英國環境部因此建議應訂定烷基酚之環境品質標準。我國環保署環檢所實驗室曾將雄性鯉魚肌肉注射（2.86 mg/kg）、餵飼（2.85 µg/天）、浸泡（40µg/L）等方式，實驗比較壬基苯酚、辛基苯酚及天然雌二醇刺激雄魚分泌卵黃前質之影響，結果發現以餵食或浸泡方式，兩週後即有明顯效果，但不及天然雌二醇之強烈。

烷基酚在我國產銷使用者，主要為壬基苯酚，且以工業洗滌劑為主。丁望賢等在 2000 年指出此等介面活性劑在廢污水處理廠，會被微生物逐漸分解消失；但由於台灣目前廢污水處理廠仍嫌不足，許多廢污水未經處理，直接排放到河川中，河川裡的環境微生物分解不及，將造成河川嚴重

污染。彼等曾針對台灣地區各河川壬基苯酚之環境殘留進行調查，提出報告稱水樣中檢測壬基苯酚及其相關化學物質之濃度，遠高於歐美其他地區甚多。環保署檢驗所最近則更進一步檢驗調查，計採取 39 條河川，103 個採樣點，其中有 49 個水樣檢測出壬基苯酚（45.8%），南部、北部各河川之檢出率及檢出濃度均高於中部、東部。

七、有機錫

三丁基錫（TBT）、三苯基錫等有基錫多用於漁船舶底部及漁網、水產養殖網之抗生物附著塗料（Antifouling paints），近年有人用於處理運動衣物以防止產生汗斑。

有機錫進入生物體能使之產生性變異（Imposex），洪楚彰教授 1999 年發現台灣西海岸香山養殖廠之蚵螺（Thais clavigera）有性變異現象，雌性蚵螺長出雄性器官，顯現出雄性化而成為雌雄同體。經檢測養殖區之牡蠣與蚵螺含有機錫最高量分別為 1510ng/g、1949ng/g（91%為三丁基錫）。此種性變異被認為是造成生物體無法生育或族群減少之主因。

7-4　如何面對環境荷爾蒙

全世界登錄有案之化學物質在 1,000 萬種以上，而為了改善人類生活，每年實驗室又新合成數百種的化學物質。化學物質產品已然成為人類食、衣、住、行、育、樂日用民生須臾不可或缺，我們幾乎沒有一天可以脫離化學物質而生活，而任何人不論在工作環境中或是生活環境中，因直接或間接接觸都有可能暴露在許多化學物質中。因此，化學物質之安全性關係著國計民生健康至鉅。化學物質的發明固然對人類造福匪淺，但同時也為人類帶來危機。1962 年卡爾遜女士所寫《寂寞的春天》揭露了 DDT 對人類的傷害；40 多年後的今天，人類又不得不去面對環境荷爾蒙之問題。我國針對可能具環境荷爾蒙之化學物質，大多已納入管制，但我們對化學物質的環境荷爾蒙效應，所知仍極有限，國內外相關單位、學術、環

保團體仍須繼續努力，共同探討環境荷爾蒙化學物質在本土環境之流布、傳輸、積蓄、生態影響，並積極謀求控制解決對策，使我們的環境能獲得持續的永續經營。

問題與討論

1. 何謂環境荷爾蒙？
2. 試述環境荷爾蒙對人類健康影響。
3. 如何面對環境荷爾蒙？
4. 試舉出在環境中重要之荷爾蒙及其危害？

第八章　基因改造食品

8-1　定義

　　基因改造生物（Genetically Modified Organism, GMO）就是，將甲生物某個基因用現代基因工程技術轉移殖入到乙生物，如此乙生物便成為GMO，它獲得了甲生物該基因的遺傳特性。GMO 包括動物、植物及微生物。

　　自有人類，人們就試圖改造生物。過去傳統的育種方法是運用選種及交配，以獲取想要的生物體特質（如口感好及較甜的玉米）及減少或去除不想要的特質（如自然產生的毒性）。但是，傳統育種最大的限制在於交配的品種必須是相同的或相近的，為了要突破這種限制，科學利用現代基因工程技術，精確的挑選生物體某些優良特性的基因，來轉殖到另外一個物種，使新的基因改造生物具有預期特定的特性。

　　基因（Gene）是遺傳物質，攜帶遺傳訊息，決定生物體特質。例如基因可決定花的顏色、植物的高度、動物的產仔數或產乳量等。

　　中國俗話說「種瓜得瓜，種豆得豆」，又說「龍生龍、鳳生鳳，老鼠的兒子會打洞」，也同樣表達了遺傳因子的觀念，基因改造食品（GMFoods）是以現代基因工程技術從 GMO 製造出的食品，它在市面上呈現的方式有以下三大類：

一、食品本身含有新基因，如含抗除草劑農藥基因的大豆。

二、加工食品成分含有新基因，如基因改造大豆作出的豆腐。

三、純化精製的食品如大豆油，其原料雖為基因改造大豆，純化精製後卻不含有新基因。

8-2　基因改造食品的優點與缺點

8-2-1　優點

1. 解決糧食短缺問題。
2. 減少農藥使用，避免環境污染。
3. 節省生產成本，降低食物售價。
4. 增加食物營養，提高附加價值。
5. 增加食物種類，提昇食物品質。
6. 促進生產效率，帶動相關產業發展。

8-2-2　缺點

1. 可能對蝴蝶等昆蟲造成傷害。
2. 可能影響周邊的植物的生長。
3. 可能在昆蟲或病菌在演化中增加抵抗力，或產生新的物種，之後一樣可能會傷害作物。

8-3　世界各國針對基因改造食品標示看法

　　世界各國正致力訂定一套基因改造食品標示制度。聯合國食品標準委員會也在研議中。以下介紹各國針對基因改造食品訂定標示制度的情形：

一、美國

　　　　認為如果基因改造的食品在組成成分與營養等與原來的食品實質上不等同，就必須標示，若實質等同（substantial equivalence）可以自願標示，實質等同的觀念，也就是經由新的改造技術所獲得的產品，與其改造前的原有產品做各方面的分析比較，包括遺傳表現及成分組成，尤其著重毒素、過敏原、營養

素等可能影響食品安全等因素的比對，若經由比對並未發現有新增的安全顧慮，則此基因改造食品被認定與原有食品同樣安全則可以自願標示。唯須遵守 2001 年 1 月 17 日公告之規範。

二、歐洲

歐盟自 1998 年起即規定所有基因改造食品均須加以標示。其後，歐盟又補充規定自 2000 年 4 月起，食品內含超過 1%基因改造成分的加工食品需加以標示。

三、澳洲及紐西蘭

2000 年 12 月 7 日公告強制標示規範，一年後實施，採取 1%的容許量。

四、日本

規定自 2001 年 4 月 1 日起，採取 5%的容許量，30 類指定的食品中若含有基因改造成分，就須標示。不過，對於檢驗科技無法檢測出新基因或蛋白質成分的精製加工食品（油及醬油），則不在管制之列。

五、南韓

農林部也宣布自 2001 年 3 月起，基因改造的玉米、大豆及豆芽均須加以標示。

六、中華民國

自 2001 年採三階段管理方式，第一階段產品項目係指農產品形態之黃豆及玉米，包括：黃豆、黃豆粉、玉米、碎（粉）狀玉米。

第二階段產品項目係指黃豆、玉米之初級加工食品及加工用原料，包括：豆腐、豆乾、豆漿、豆花、冷凍玉米、罐頭玉米、黃豆蛋白。

第三階段產品項目係指其他較高層次含黃豆、玉米之加工食品。唯加工層次高而最終品中不含轉殖基因片段或蛋白質之黃豆、玉米加工食品，包括：醬油、黃豆油（沙拉油）、玉米油、

　　玉米糖漿、玉米澱粉，將不列為強制標示之對象。採用百分之五
為容許量。

　　食品法典委員會（Codex Alimentarius Commission, CAC），聯合國世
界衛生組織（WHO）及糧農組織（FAO）轄下的一個機構，正在研究考
慮是否採行一項建議，建議所有國家對基因改造食品加以標示。雖然 CAC
之建議無約束性，但通常開發中國家均會遵照實施，也可以作為糾紛仲裁
的參考（通常一個國家如採行 CAC 建議之標準，此標準即不會被視為保
護措施），因此國際消費者協會（Consumers International）亦建議 CAC
實施基因改造食品的全面標示。

8-4　基因改造食品應全面標示

　　理由如下：

一、基因改造產品與一般基因產品不同

　　草莓內含有比目魚的基因以便抗寒，或有細菌基因以抗菌，或有病毒
基因以「啟動」轉殖基因。在正常的情況下，草莓的基因只能從其他種草
莓而來，此為傳統的育種方式。利用基因工程，科學家可自其他樹種、細
菌、魚類、豬甚至人類取得基因轉殖至草莓體內。因此消費者認為不管是
可供食品用之植物或動物其基因如非由同種而來，這些食品即應標示，以
便使他們瞭解他們食用了什麼產品。

　　部分科學家或發展基因改造食品的公司認為草莓有外來種基因與原
來草莓並無顯著不同；而依法典委員會（CAC）的說辭是「顯著相等」，
因此不需要標示。消費者透過他們的組織所進行的意見調查一再表示，具
有外來基因的草莓及基因改造食品非「顯著相等」於原來食品，而是有明
顯的差異，應與放射過食品及使用添加物的食品一樣，加以標示。既然食
品標示法目的係保護消費者，消費者的意思應受到尊重。

二、基因改造食品食用後可能引起中毒

基因改造食品中毒的情形於剛上市時即曾發生，一種名為 tryptophan 之胺基酸曾在美國及很多國家上市作為補品，1980 年代後期，日本一家名為 Showa Denko 的公司以基因改造之細菌製造並銷售到美國，在數個月內，有上千使用者即患上 eosinophilia myalgia 症狀，包括產生神經系統問題。最後之治療結果仍有約 1,500 人長期癱瘓、37 人死亡。

當醫生們首次遇上此症狀，他們才逐漸注意到此與病人食用 Showa Denko 公司生產的 tryptophan 胺基酸有關聯。但是，努力數月後才將此產品抽離市場，假如一開始即能將此產品標示為基因改造，即可儘快確認問題來源而加速處理，減輕受害程度。

這家日本公司起初也拒絕與美國政府合作調查事情發生的原因，但是最後還是鑑定出該公司出產之氨基酸 tryptophan 含有毒物成分，該成分係由基因改造之細菌而來。

很多情形會使基因改造之產品產生有害毒物成分。目前很普遍之作物如番茄及馬鈴薯通常在葉上即含有高毒性之化學物質。富有責任感之公司在發展作物時會注意其毒性成分的改變，但是並不是所有的公司都富有責任感，因此無法完全避免導致嚴重中毒現象。

一般來說，政府無法被信賴能防止此種情形發生。整個世界來說，政府對基因改造食品上市前的調查措施，歐盟做得最徹底，而很多國家根本沒有，至於美國其上市前的安全檢驗則是自願性的，無法保護消費者。

我們可預期未來基因改造產品將繼續發展，但希望會有上市前的安全檢驗，除非這些產品加以標示，否則一旦這些產品含有毒性成分將很難確認。

三、基因改造食品可能產生過敏反應

以美國為例，約有四分之一的人口對某些食品產生過敏反應。研究也顯示約有 2% 的成人及 8% 的孩童有因 Immunoglobin E（IgE）而對食物過敏反應。因 IgE 媒介而有過敏性者，對某些蛋白質會有立即的反應，從皮

膚發癢到致命性的休克都會發生，通常會產生這種過敏反應的食品有花生、其他核果及貝殼類海產。

　　基因工程可能將過敏原由原來產品轉移到原來他們認為安全的食品內。1996 年 3 月美國尼布拉斯加大學的研究人員確認一種在巴西核果內之過敏原轉移到大豆內。原來是 Pioneer Hi-Bred International 這家種子公司將巴西核果內之基因轉殖到大豆內以改變供飼料用之大豆蛋白質含量。在實驗室內，含有巴西核果過敏原之大豆與個別之 IgE 反應後產生致命的後果，因此推論原對巴西核果過敏的人食用此種大豆後會產生致命的危險。

　　此例最後幸好解決了，即：停止此項產品的生產。但是，幾乎每一項食品，均有某些人對其過敏。蛋白質為導致敏感之成分，不幸的是，每一種基因改造食品均產生蛋白質。蛋白質來源，不僅來自已知含有過敏原之產品，如花生、貝殼類海產、牛奶，也會從各種植物、細菌、病毒而來，而這些廣泛來源之產品是否具有過敏性，難以知道。更有進者，目前尚未有方法確認某特定的蛋白質是否為過敏原，除非在食用前先行對個別人體做試驗。因此，規定基因改造產品上市前的安全檢驗與標示符合所有人的利益。

　　為避免消費者食用基因改造產品導致過敏，所有基因改造食品均需標示，否則無法使對某種成分導致過敏的消費者區別哪些食品該食用，哪些不該食用，此種規定有其急迫性，因為這牽涉到人命，特別是孩童的性命。

四、基因改造食品將增加抗藥性

　　不管人們對基因工程有多瞭解，其實到現在為止對整個過程尚未能完全知道，因此大部分產品的發展都得到失敗的命運。雖然要移轉的基因很明確，但是此基因片段到底殖入到寄主的哪一個位置則無法得知，基因轉殖方式以基因槍也好，或使用病毒方式也好，其轉入寄主的位置均無法管控。

　　轉殖基因的特性，如於植物葉內生產殺蟲劑，通常不會立即明顯，科學家一般要加入「註記基因」併隨著具有某種特性的基因一起殖入新作物內。

　　利用最普遍使用具抗藥性細菌之「註記基因」將導致其產品也具有抗藥性。此基因可能由作物再轉入細菌進入大氣環境中。既然細菌已有抗藥性基因，假如移入致病性細菌內將使其亦具有抗藥性。抗藥性基因亦可能轉入消化系統的細菌內，最顯著的一例是 Novartis 公司發展出來之基因改造的 Bt 玉米，即會有抗 Ampicillin 的基因。Ampicillin 是一種非常有效可治療多種人類動物疾病的殺菌劑。很多歐洲國家，包括英國在內，拒絕此種 Bt 玉米的生產，因為深怕抗 Ampicillin 基因可能從玉米移轉到細菌然後進入食物系統內，降低 Ampicillin 治療細菌感染病之效果。

　　但是很不幸的，目前已有多種抗藥性的基因改造作物在市場上販售。沒有標示，消費者於購買時無從知道是否購買到此類產品。

五、基因改造食品可能改變產品的營養成分

　　基因工程可能改變產品的營養成分。例如菜籽油經基因改造改變成不同的脂肪酸，因此減少脂肪分子，以降低其附著於血管壁的功能。科學家亦研究基因改造食品內增加維他命 C 的含量。各項研究結果出來之產品均將改變原產品營養分的含量與結構，標示可讓消費者有充分的資訊瞭解產品營養內容。

六、基因改造食品對環境可能產生危害

　　目前全世界最普遍的基因改造產品目的均在於抗蟲、抗除草劑及抗病毒。這些產品的生產均對環境造成危害。抗除草劑基因改造作物通常是使除草劑除掉雜草而本身不受影響。此種作物將促使農民多使用除草劑，而使得地下水遭受污染，同時也造成其他形式的生態災害。

　　抗蟲之基因改造作物通常含有 Bt 細菌基因，使得作物自行在葉或果實上產生內毒素（endotoxin）。Bt 玉米、棉花、馬鈴薯及稻米目前已在世界各地大量生產。

　　雖然 Bt 作物從生態面看起來好像有益，因為其生產可少用農藥，但是有嚴重的負面效果，每種可生產 Bt 內毒素的作物很容易將引起蟲的抗藥性。最近美國伊利諾大學發展的一項電腦模式顯示，假如所有美國農

民都生產 Bt 作物，蟲的抗藥性一年內即會發生。北卡羅萊納大學的科學家研究也發現，野生的蛾類如生長在 Bt 的玉米內已產生抗 Bt 的基因，由 Bt 細菌所產生的 Bt 內毒素是有機農業重要的一部分，因為它是自然而無害的農藥，被很多傳統的農民使用作為綜合蟲害管理以減少有毒化學物生產，科學家們預測在短時間大量使用後，Bt 品種會變得愈來愈無效。

Bt 作物也可能對有益蟲類不利。瑞士聯邦農業生態研究試驗所的研究人員發現，綠蜻蜓吃了蛾幼蟲後超過 60% 死亡。抗病毒的作物通常都會含有可能其他病毒基因混合的特性，因此作物自然受到感染而產生新基因混合體，部分則可能發展出致命的病毒。美國與加拿大的研究發現，野生病毒通常可挾基改作物的基因，而其比例高到難以相信。因此美國農業部曾於 1997 年 10 月舉行會議，討論如何於使用抗病毒之作物時降低新有害病毒的風險。其他一項關切是「基因污染」。假如一項抗除草劑的基因進入基改作物附近的野草內，可能產生抗除草劑的野草，事實上，美國籍挪威的研究人員已經證實有抗除草劑的基因由油菜子傳入近親野生的芥子內。

一旦生產 Bt 內毒素之基因傳入野生植物內，也可能殺死蝴蝶、蛾、金龜子等昆蟲，如此則擾亂了整個的生態系，不是使野草過度蔓延，不然就是減少了蝴蝶或蛾的數量。

而「基因污染」在開發中國家以少數作物為主要糧食者會有嚴重的後果。在這些地方，傳統的作物品種會受到基因改造品種的污染，致其生物多樣性受到傷害。基因在野生植物與基改作物間的流通比我們想像的嚴重得多。美國南部的研究人員發現，基改草莓園 50 公尺以內的野生草莓有 50% 以上受到基改草莓的影響。美國中部地區的研究人員也發現，經過 10 年有四分之一的傳統向日葵受到鄰近基因改造向日葵基因的污染。

上述種種情形促使我們於開發生產基因改造作物時更需注意。即使如此，消費者仍有權利知道他們所購買之食品對環境之影響，以便如果他們有決心要保護環境，他們知道如何選擇。

七、基因改造食品的發展會影響消費習慣

消費者食品消費偏好受到宗教、倫理、哲學及感情等多種因素的影響。世界上很多種宗教都對食物有些規範，如猶太教及回教徒不食豬肉，基督徒星期五避免食用肉類，佛教徒則吃素。很多人食物的偏好雖與宗教無關，但與他們個別的信仰有關，例如對自然環境的保護。

消費者團體認為基因改造食品需加標示的重要理由是讓消費者有機會依他們的偏好選擇食品。例如，有些人希望不要吃到會有豬基因的羊肉（這些食品雖未上市場，但是在目前的科技是做得到的），因此標示亦是非常基本急迫需要做的事。

八、科學可能會產生不可預測的結果

很多新科技發現初期，對可能發生的結果不得而知。例如當 50 年代殺蟲藥發明之初，被認為是對付出蟲害的好方法；但後來發現其使用結果引起鳥蛋殼破裂，人類會致癌，蟲類也會產生抗體而降低效果，這些都是始料未及。

基因改造是全新的科技，所創造出的生物體也是前所未見的。消費者應有權利對這些科技加以事先防範其不利的後果，而這項權利的取得則依賴產品的標示。

由最近的發展顯示，愈來愈多的國家重視消費者的這項權利，因此規定基改產品應予標示的愈來愈多，標示也逐漸由「自願標示」進步到「強制標示」，標準也愈趨嚴格，如歐盟標準由原 1%降到 2010 年 4 月的 0.9%。另外，業者也有這項覺醒，即使是未使用基改產品，也於產品上標示「非基改產品」，這也是一項進步。（food.doh.gov.tw）

8-5　基因改造食品安全性評估

詳附錄基因改造食品之安全性評估方法。

問題與討論

1. 基因改造食品對人體健康是否有影響？
2. 如何評估基因改造食品的安全性？
3. 如何維持基改食品的價格合理性？
4. 面對國際基改食品的挑戰，國人應加強哪些概念？
5. GMO（Genetically Modified Organism）與基因改造食品之異同？
6. 基因改造食品依其功能性分類可分哪幾類？
7. 試從環境生態、人類健康及宗教倫理三方面討論基因改造食品之安全性。
8. 試解釋 OECD（Organization for Economic Cooperation and Development，經濟合作發展組織）於 1993 年所提出 substantial equivalence 之意義並說明如何應用此概念於食品安全。

第九章　食品業危害分析重要管制點（HACCP）系統認、驗證制度

9-1　前言

　　二十一世紀由於社會型態改變，外食人口逐年增加，根據行政院衛生署之統計，最近五年期間（93～97），台灣地區所發生之食品中毒事件總數為 1,295 件，原因食品判明為 171 件，其中複合調理食品（含餐盒）所引起之中毒件數為 85 件比例高達 49.7%，且以餐盒類所引起之中毒件數最多。歷年來食物中毒事件頻傳，餐飲衛生安全突顯其重要。1971 年美國在有關食品保健會議上曾提出危害分析重要管制點（Hazard Analysis and Critical Control Points, HACCP）觀念，1973 年將之實施於罐頭食品之管理，1994 年公布強制實施水產品 HACCP，1997 年開始要求輸美之外國水產品工廠實施 HACCP 系統。台灣省政府為了降低國內食品中毒機率，亦於 1998 年開始輔導全省餐飲業施行 HACCP 系統，更在 2000 年經立法院三讀通過現行食品衛生法規第二十條修正案，餐飲業須在食品良好衛生規範（Good Hygiene Practice, GHP）之法源基楚下，辦理餐（盒）飲 HACCP 驗證，要求食品與餐飲業之供應廠商，嚴格實施源頭式與自主式之管理，獲得多方面迴響。

　　提及危害分析重要管制點（Hazard Analysis and Critical Control Points, HACCP）系統制度應溯及 1960 年代美國太空發展計畫，負責太空計畫之太空總署（NASA）拿弟客實驗室（Natick）找來皮爾斯伯里（Pillsbury）食品公司專門提供太空人之餐飲，公司負責人認為要做出安全的食品最重要的是在製程管控，製程含人、事、物，因此無論機具、器械、從業人員及其工作態度等皆必須合乎安全原則盡使達到零污染，亦只有如此才能令太空人吃得安心，果不負眾望，因此該概念遂被廣為推薦使用，亦發展至

目前所謂的餐飲危害分析重要管制點（HACCP）系統制度。此制度已是世界各國普遍認定是目前最佳的食品安全控制方法。

　　HA（危害分析）：係指針對食品生產過程，包括從原料採收處理開始，經由加工、包裝、流通乃至最終產品提供消費者為止，進行一科學化及系統化之評估分析以瞭解各種危害發生之可能性。CCP（重要管制點）：係指經危害分析後，針對製程中之某一點、步驟或程序，其危害發生之可能性危害性高者，訂定有效控制措施與條件以預防、去除或降低食品危害至最低可以接受之程度。同時食品業者在實施 HACCP 自主管理時一般會被要求必須具備下列之認知：（1）徹底瞭解各種危害之發生可能性及嚴重性。（2）熟悉食品所有加工流程及對微生物之生長情況之影響。（3）能正確判定 CCP 之位置。（4）能夠建立有效監測 CCP 之具體的方法。（5）能夠合理解釋於加工過程所做預防措施。因此食品業者在這種基礎上可真正做到預防危害發生，確保食品品質，對消費者而言，可讓其吃得安心，亦是提供其身體保健之第一大關卡。HACCP 系統亦被稱為食品安全管制系統，確保食品在消費的生產、加工、製造、準備和食用等過程中之安全，在危害識別、評鑑和控制方面是一種科學、合理和系統的方法；簡言之，HACCP 系統主要目的是判別食品生產過程中可能發生對產品的有危害之因子，並採取適當控制措施，以防止危害發生，期能降低食物中毒發生率。HACCP 系統之建立係指在食品良好衛生規範基礎下，實施 HACCP 系統。食品安全管制系統＝GMP（GHP＋SSOP＋5S）＋HACCP 金字塔，如圖 1 所示。GMP（good manufacturing practice，食品良好製造規範），SSOP（sanitation standard procedure，衛生標準作業程序），5S 內容包含整理（seiri）、整頓（seition）、清潔（seiketsu）、教養（shitsuke）等活動。

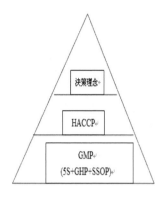

圖 1　食品安全管制系統金字塔架構

9-2 驗證與認證之意涵

9-2-1 驗證（certification）

指驗證機構授予書面保證稽核員、產品、程序或服務符合規定要求之過程或活動。

9-2-2 認證（accreditation）

指主管機關給予書面正式承認驗證機構或訓練機構有能力執行規定工作之過程或活動。

9-2-3 驗證與認證之關係

在國際標準系統證照或證書取得過程中，「輔導」、「驗證」與「認證」是我們常常會聽到的名詞，三者之角色雖然不同，但都有共同之任務與目標，亦即協助企業提昇品質、造福人類並提高國際形象。在取得國際標準證照／書的整個過程中共有：企業本身、顧問公司、驗證單位與認證機構四個主要單位。顧問公司協助企業建置國際標準系統，我們可以把它

看成球場上的教練，協助企業快速入門；驗證單位則是裁判，從事評審、
發予企業證照的工作；而認證機構，則是督察，專門監督考核驗證單位的，
這樣驗證單位發出來的證照才能取信於社會大眾，四者關係如下：

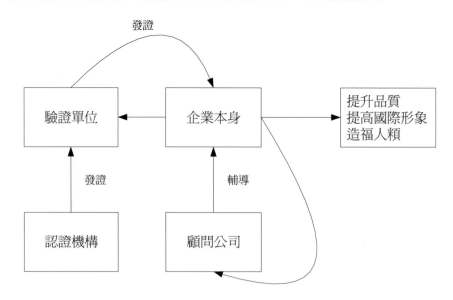

　　這整個流程中，企業為取得國際標準系統證照而向顧問公司洽談協助
建置，稱為「輔導」；顧問公司輔導完畢，認為企業已可接受評審則由企
業向驗證單位申請「驗證」；而驗證單位為了有示其公允性，則須接受認
證機構的「認證」，被認證機構考核。驗證單位如：台灣經濟部標準局
（BSMI）、美國貝爾公司（BQR）、挪威船級社（DNV）、英國標準化
協會（BSI）、法國國際檢驗局（BVQI）、瑞士通用驗證集團（SGS）等。
而，這些「驗證機構」必須先被「認證」通過。認證單位如：TAF（台灣
全國認證基金會）、CNAB（中國國家認證機構認可委員會）、RAB（美
國國家標準協會認證機構認可委員會）、RVA（荷蘭認可委員會）、DAR
（德國認可委員會）、SCC（加拿大標準理事會）、KAB（韓國認可委員
會）、JAB（日本質量體系審查登記認定協會）……等等。

9-3　認證與驗證制度

食品業推行食品業危害分析重要管制點（HACCP）系統認、驗證制度主要目的有三，即一、確保消費者飲食安全與衛生，二、加強輔導業者建立自主管理與源頭管理制度，三、推動國際貿易與國際間優良品質之相互認證。不僅可推動國內食品工業之整體發展，促進產業升級，使國內食品業更能適應國際化的競爭。

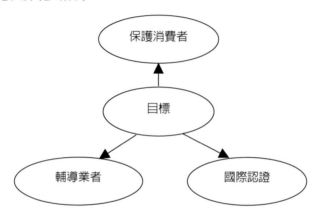

HACCP 系統係藉由科學管理之方法分析作業可能之危害及其管理措施。食品業者必須依 GHP 相關規範執行，即其各項操作與品保制度，均應符合確保衛生或品質要求之基本軟、硬體條件，企業要申請核發（HACCP）系統制度驗證證書、或驗證公司要申請（HACCP）系統制度認證證書，無論是企業或驗證公司皆必須要執行 GHP 及 HACCP 之相關規範，茲簡單說明如下：

9-3-1　食品良好衛生規範（GHP）

食品良好衛生規範為食品業者在製造、加工、調配、包裝、運送、貯存、販賣食品或食品添加物之作業場所、設施及品保制度之管理，包括建築與設施硬體要求與軟體管理各項標準作業程序書，茲分述如下：

9-3-1-1　衛生管理標準作業程序書

含建築與設施、設備與器具之清洗衛生、從業人員衛生管理、清潔與消毒等化學物質與用具管理、廢棄物處理（含蟲鼠害管制）、衛生管理專責人員等六類。

9-3-1-2　製程及品質管制標準作業程序書

包括採購驗收（含供應商評鑑）、廠商合約審查、食品添加物管理、食品製造流程規劃、防止交互污染、化學性及物理性危害侵入之預防、半成品成品之檢驗、留樣保存試驗等八樣。

9-3-1-3　倉儲管制標準作業程序書

包括原材料、半成品及成品分別設置、區隔及足夠空間，物品儲放棧板、貨架之高度，倉儲溫、濕度之控制紀錄、物品先進先出並有紀錄、定期檢查、應有防止交叉污染措施。

9-3-1-4　運輸管制標準作業程序書

運輸車輛裝備檢查、確保車內有效溫度、避免溫、濕度之急遽變動、日光直射、雨淋、積水、應有防止交叉污染之措施。

9-3-1-5　檢驗與量測管制標準作業程序書

確保量測之測量器或紀錄儀之精準性應定期作校正，檢驗場面之空間與設備，微生物檢驗場所之與其他隔離檢驗場所之隔離，化學性及生物性等污染源之管制系統建置與實行。

9-3-1-6　客訴管制標準作業程序書

含客訴受理、處理方式、處理時限、原因分析、矯正措施、再發防止。

9-3-1-7　成品回收管制標準作業程序書

含成品回收時機、通知、層面、時限及處理與紀錄。

9-3-1-8　文件管制標準作業程序書

含文件訂定、修正及廢止之作業程序、製作格式、製作一致性、文件管制程序及紀錄之保存。

9-3-1-9　教育訓練標準作業程序書

含作業內容、適用範圍、實施辦法、實施規定、實施流程，年度訓練計畫及實施紀錄及員工訓練履歷表。

9-3-2　食品業危害分析重要管制點（HACCP）系統制度

依食品衛生管理法第二十條第一項之規定訂定之，本系統為一鑑別評估及控制食品安全危害之系統，援引危害分析重要管制點原理，管理原料驗收、加工、製造及儲運等全程之食品安全危害。

9-3-2-1　發展 HACCP 計畫前期之五大步驟

(1)成立 HACCP 計畫之執行小組
(2)檢視產品製程、方法、配送及供膳事宜
(3)發展產品原料、物料之供應清單
(4)建立製造流程圖
(5)現場確認製造流程圖及 SSOP 符合法規之要求

9-3-2-1-1　HACCP 執行小組

執行小組成員得由負責人或其授權人、品保、生產、衛生管理人員及其他幹部人員組成，至少三人，其中負責人或其授權人為必要之成員。管制小組成員應接受 GHP 及 HACCP 相關訓練並領有合格證書者。管制小組成員中至少一人應具備食品技師證書，本款施行日期自本系統發布日起四年後實施。

執行小組成員每人至少三年應接受相關訓練累計十二小時以上。

9-3-2-1-2　食品製造工廠衛生管理人員設置辦法

第　四　條　　衛生管理人員資格（下列資格之一）

相關科系畢業者

相關類科之高等考試或相當於高等考試之特種考試及格者

相關類科之普通考試或相當於普通考試之丙等特種考試及格並從事食品或食品添加物製造相關工作三年以上持有證書者

第　六　條　　中央主管機構依本法第二十條第一項公告指定之食品製造工廠，其設置之衛生管理人員應符合下列條件之一，並持有經中央主管機構認可之食品衛生相關機構核發之證明文件

一、經食品安全管制系統訓練六十小時以上

二、領有食品技師證書，經食品安全管制系統訓練三十小時以上

9-3-2-2　發展 HACCP 計畫前期之七大原則

(1)進行危害分析

(2)判定重要管制點（CCP）

(3)建立每個 CCP 點之目標界限及管制界限

(4)建立每個 CCP 點之監視系統

(5)建立異常之矯正措施

(6)建立確效系統

(7)建立紀錄及文件管理

9-3-2-2-1　食品可能危害分析

　　天然毒素、微生物污染、化學性污染、殺蟲劑危害、藥物、殘留危害、動物疾病、分解或劣變物質、寄生蟲、食品添加物、物理性危害及其他食品安全危害。

9-4 推動食品業危害分析重要管制點（HACCP）系統制度之優點

食品業危害分析重要管制點（HACCP）系統因已在整個製造加工作業系統建置完善管理制度與防患策施，可將其可能發生之危害降至最低，形塑三贏成果，茲分述如次。

9-4-1 對國家之貢獻

可提昇國際形象，在全球化之當今，許多國家之食品可透過自由競爭開展國際市場，隨著生活水準之提高，人類對食品安全品質之要求與日劇增，在購買食品時自然而然會有標章之仰賴性，目前國際推動的 HACCP 驗證制度或 HACCP 認證制度均架設在 HACCP 系統下，企業須行自主管理，進行危害分析並提重要管制點及有效之矯正措施，可保產品品質，除提昇產品信譽增加出口量增進外銷產值外，更可保有良好的國家形象，。

9-4-2 對業者之貢獻

實施 HACCP 自主管理業者因（1）已瞭解各種危害之發生可能性及嚴重性（2）熟悉食品所有加工流程及對微生物之生長情況之影響（3）能正確判定 CCP 之位置（4）能建立有效監測 CCP 之具體方法（5）能夠合理解釋於加工過程所做預防措施，即全部製程均有一定的步驟與管理策施，可有效利用資源，節省人力及相關成本，對於微生物污染造成之中毒較能掌握、防止並確保產品安全，事前之預防管制制度可以有效抑制安全之三大危害發生，提昇食品安全信賴保證，可作為國際食品相互認證之共同管理基準，並具有國際競爭力，業主可免於被淘汰。

9-4-3　對消費者

　　消費者往往對現代複雜的食品生產和流通體系不甚瞭解，如果配合推動食品業危害分析重要管制點系統制度、並透過消費者教育，讓消費者認明驗證機構標章，將可保障消費者遠離疾病，維護消費權益。整體而言，由於推動食品業危害分析重要管制點（HACCP）系統制度，能夠有效事先預防食品污染或其他危害發生，有效利用人、物資源以節省食品生產之成本、並合理保證食品安全品質，提昇業者衛生管理水準，國人健康有保障，並提昇良好國際形象與國際競爭力。

9-5　現階段 HACCP 工廠常見缺失及其改進

　　在歷年 HACCP 之追蹤管理所見之缺失中發現以 GHP 衛生標準作業程序書所占比例最高約 43%，GHP 製程及品質管制標準作業程序書占 17%，製程 HACCP 計畫書占 5%，GHP 其他各項標準作業程序書占 29%，其他如產品抽驗、建築與設施維護則占 6%。說明如下：

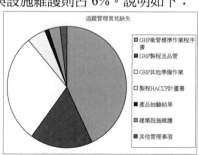

9-5-1　GHP 衛生標準作業程序書

9-5-1-1　建築與設施

(1)廚房天花板冷凝水或長霉
(2)作業區天花板有蜘蛛網、地上有蟑螂屍體或鼠糞、蒼蠅飛舞

(3)冷凍、冷藏庫雜亂、地面積垢無棧板貨架

(4)各作業區牆壁剝漆、地面破損積水

(5)緩衝區未設或髒亂不堪

(6)包裝區或配膳區有蚊蠅

(7)出貨區內部環境宜整理整頓

(8)作業期間紗窗開放

(9)熟食之容器用具以鋁製或塑膠產品

9-5-1-2 設備與器具之清洗衛生

(1)配膳區地面油垢、不當設有櫥櫃且髒亂

(2)水溝有前日菜渣

(3)空調或抽風機油垢未清潔

(4)廠區使用之容器或推車未作適當區分

(5)廁所及更衣室有異味且未定期清潔

(6)冷凍、冷藏庫雜亂、地面積垢無棧板貨架

(7)作業線上之燈管無燈罩且污垢

(8)前處理區垃圾未有效處理

9-5-1-3 從業人員衛生管理

(1)人員之單向管制不當

(2)作業人員口罩、髮帽穿戴不確實

(3)現場作業區有煙蒂及飲食物

(4)未定年度教育訓練或未落實教育訓練

9-5-1-4 清潔與消毒等化學物質與用具管理

(1)泡鞋池消毒水濃度及水位不足,或過於骯髒,未加更換

(2)清潔用品、化學藥品放置作業現場

9-5-1-5　廢棄物處理（含蟲鼠害管制）

(1)未落實蟲鼠害管制

9-5-1-6　衛生管理專責人員

(1)無合格之衛生管理人員進駐

9-5-2　GHP 製程品質管制標準作業程序書

9-5-2-1　採購驗收（含供應商評鑑）

(1)未依供應商一覽表進行採購
(2)原料供應商未確實管理
(3)未依驗收標準執行

9-5-2-2　防止交互污染

(1)刀具砧板未生熟食區分
(2)配膳區菜餚盛裝重疊、團膳菜餚或餐盒包裝後於室溫放置過久
(3)洗完畢之容器用具放置造成污染

9-5-2-3　化學性及物理性危害侵入之預防

(1)待配膳成品未覆蓋防護措施
(2)使用鐵刷、菜瓜布易造成殘屑於食品中
(3)冷凍原料魚肉解凍方法不當

9-5-2-4　半成品、成品之檢驗

(1)對外購半成品無適當管理（如測溫、冷藏等）

9-5-2-5　留樣保存試驗

(1)未執行留樣檢體保存

9-5-3　GHP 其他各項標準作業程序書

9-5-3-1　未遵循各項標準作業程序書

(1)倉儲低溫設備管制疏失，未力行 FIFO 及 5S 活動

(2)品管室管理藥品過期、檢驗方法結果不正確

(3)運輸車輛未保持清潔或交叉污染

(4)未有效處理顧客抱怨事件

(5)文件檔案遺失、保存不完整或零亂

(6)未定年度教育訓練計畫或未落實教育訓練

9-5-3-2　紀錄表及文件管理部分

(1)文件管制未落實執行

(2)紀錄表單未按時記錄

(3)紀錄表單記錄不完全或不正確

(4)偽造文件或紀錄，部分文件未經主管簽署

9-5-4　HACCP 執行相關缺失

(1)HACCP 小組成員經常異動，未接受 HACCP 相關講習 8 小時以上，未取得衛生講習證明

(2)CCP 點之監測未落實，且無適當之矯正策施

(3)未定期作 HACCP 系統之確認

(4)實際生產量超過安全生產量

(5)未力行 FIFO 及 5S 活動

(6)紀錄表單未更新

(7)中心溫度記錄不全

(8)表單未記錄

9-6　實施 HACCP 制度成功之因素

1. 具有 HACCP 之知識和背景（Good Knowledge）：須接受食品 HACCP 相關業別之實務訓練班，令其瞭解九大標準作業程序書之條文及應遵循之處。
2. 團隊精神（Team Work）：成立 HACCP 執行小組團隊，依計畫分工合作確實落實。
3. 周詳且可行之計畫（Good HACCP Plan）。
4. 確實去執行它（Honest Montoring Enforcemen）。
5. 決策者之支持（Money），並應以身作則，帶動全體員工共同遵行程序書內容。

問題與討論

1. 依照現行公告食品安全管制系統，對於食品業者設立食品安全管制系統工作小組，有何規定？又，此管制小組的職責包括哪些項目？
2. 何謂 HACCP。
3. 請基於 zoonosis（人畜共通疾病）之理論舉出二例說明外國採用「From Farm To Table」原則管理食品安全之重要性。
4. 請說明 HACCP 應用在食品衛生管理之重要性。
5. 說明在建立危害分析重要管制點（HACCP）之步驟中，如何判定重要管制點（Crtical Control Point）。
6. 某專家主張食品業者生產之食品應經過衛生機關檢驗合格後才可上市販售。試評論此主張之正確性並說明其理由。

附錄一　食品衛生管理法

中華民國六十四年一月二十八日總統令公布

中華民國七十二年十一月十一日總統令修正公布

中華民國八十六年五月七日總統令修正公布

中華民國八十七年八月一日施行

中華民國八十九年二月九日總統令修正公布

中華民國九十一年一月三十日總統令修正公布

中華民國九十七年六月十一日總統令修正公布

中華民國九十九年一月二十七日總統令修正公布

第 一 章　總則

第 一 條　為管理食品衛生安全及品質，維護國民健康，特制定本法；本法未規定者，適用其他有關法律之規定。

第 二 條　本法所稱食品，係指供人飲食或咀嚼之物品及其原料。

本法所稱特殊營養食品，指營養均衡或經營養素調整，提供特殊營養需求對象食用之下列配方食品：

一、嬰兒配方食品及較大嬰兒配方輔助食品。

二、提供特定疾病病人之營養需求，且必須在醫師、藥師或營養師指導下食用，以維持健康為目的之病人用食品。

三、其他經中央主管機關公告指定特殊對象食用之食品。

前項第二款所稱特定疾病，其範圍由中央主管機關定之。

第 三 條　本法所稱食品添加物，係指食品之製造、加工、調配、包裝、運送、貯存等過程中用以著色、調味、防腐、漂白、乳化、增加香味、安定品質、促進發酵、增加稠度、

增加營養、防止氧化或其他用途而添加或接觸於食品之
物質。

第 四 條　本法所稱食品器具，係指生產或運銷過程中，直接接觸於
食品或食品添加物之器械、工具或器皿。

第 五 條　本法所稱食品容器、食品包裝，係指與食品或食品添加物
直接接觸之容器或包裹物。

第 六 條　本法所稱食品用洗潔劑，係指直接使用於消毒或洗滌食
品、食品器具、食品容器及食品包裝之物質。

第 七 條　本法所稱食品業者，係指經營食品或食品添加物之製造、
加工、調配、包裝、運送、貯存、販賣、輸入、輸出或經
營食品器具、食品容器、食品包裝、食品用洗潔劑之製造、
加工、輸入、輸出或販賣之業者。

第 八 條　本法所稱標示，係指於下列物品用以記載品名或說明之文
字、圖畫或記號：

一、食品、食品添加物、食品用洗潔劑之容器、包裝或說
明書。

二、食品器具、食品容器、食品包裝之本身或外表。

第 九 條　本法所稱主管機關：在中央為行政院衛生署；在直轄市為
直轄市政府；在縣（市）為縣（市）政府。

第 二 章　食品衛生管理

第 十 條　販賣之食品、食品用洗潔劑及其器具、容器或包裝，應符
合衛生安全及品質之標準；其標準，由中央主管機關定之。

第十一條　食品或食品添加物有下列情形之一，不得製造、加工、調
配、包裝、運送、貯存、販賣、輸入、輸出、作為贈品或
公開陳列：

一、變質或腐敗者。

二、未成熟而有害人體健康者。

三、有毒或含有害人體健康之物質或異物者。

四、染有病原菌者。

五、殘留農藥或動物用藥含量超過安全容許量者。

六、受原子塵或放射能污染，其含量超過安全容許量者。

七、攙偽或假冒者。

八、逾有效日期者。

九、從未於國內供作飲食且未經證明為無害人體健康者。

前項殘留農藥或動物用藥安全容許量及食品中原子塵或放射能污染安全容許量之標準，由中央主管機關會商相關機關定之。

第一項有害人體健康之物質，包括雖非疫區而近十年內有發生牛海綿狀腦病或新型庫賈氏症病例之國家或地區牛隻之頭骨、腦、眼睛、脊髓、絞肉、內臟及其他相關產製品。

第 十二 條　食品添加物之品名、規格及其使用範圍、限量標準，由中央主管機關定之。

第 十三 條　屠宰場內畜禽屠宰及分切之衛生檢查，由農業主管機關依畜牧法之規定辦理。運出屠宰場之屠體、內臟或分切肉，其製造、加工、調配、包裝、運送、貯存、販賣、輸入或輸出之衛生管理，由主管機關依本法之規定辦理。

第 十四 條　經中央主管機關公告指定之食品、食品添加物、食品用洗潔劑、食品器具、食品容器及食品包裝，其製造、加工、調配、改裝、輸入或輸出，非經中央主管機關查驗登記並發給許可證，不得為之。登記事項有變更者，應事先向中央主管機關申請審查核准。

前項許可證，其有效期間為一年至五年，由中央主管機關核定之；期滿仍需繼續製造、加工、調配、改裝、輸入或輸出者，應於期滿前三個月內，申請中央主管機關核准展延。但每次展延，不得超過五年。

　　　　　　　　第一項許可之廢止、許可證之發給、換發、補發、展延、
　　　　　　　　移轉、註銷及登記事項變更等管理事項之辦法，由中央主
　　　　　　　　管機關定之。
　　　　　　　　第一項之查驗登記，得委託其他機構辦理；其委託辦法，
　　　　　　　　由中央主管機關定之。

第十四條之一　國外食品或食品添加物對民眾之身體或健康有造成危害
　　　　　　　　之虞，經中央主管機關公告指定者，旅客攜帶入境時應檢
　　　　　　　　附出產國衛生主管機關開具之衛生證明文件申報之；對民
　　　　　　　　眾之身體或健康有嚴重危害者，中央主管機關並得公告
　　　　　　　　禁止旅客攜帶入境。
　　　　　　　　違反前項規定之食品或食品添加物，沒入銷毀之。

第 十 五 條　食品器具、食品容器、食品包裝或食品用洗潔劑有下列情
　　　　　　　　形之一者，不得製造、販賣、輸入、輸出或使用：
　　　　　　　　一、有毒者。
　　　　　　　　二、易生不良化學作用者。
　　　　　　　　三、其他足以危害健康者。

第 十 六 條　醫療機構診治病人時發現有疑似食品中毒之情形，應於二
　　　　　　　　十四小時內向當地主管機關報告。

第 三 章　食品標示及廣告管理

第 十 七 條　有容器或包裝之食品、食品添加物，應以中文及通用符號
　　　　　　　　顯著標示下列事項於容器或包裝之上：
　　　　　　　　一、品名。
　　　　　　　　二、內容物名稱及重量、容量或數量；其為二種以上混合
　　　　　　　　　　物時，應分別標明。
　　　　　　　　三、食品添加物名稱。
　　　　　　　　四、廠商名稱、電話號碼及地址。輸入者，應註明國內負
　　　　　　　　　　責廠商名稱、電話號碼及地址。

五、有效日期。經中央主管機關公告指定須標示製造日
　　期、保存期限或保存條件者，應一併標示之。
六、其他經中央主管機關公告指定之標示事項。
經中央主管機關公告指定之食品，應以中文及通用符號顯
著標示營養成分及含量；其標示方式及內容之標準，由中
央主管機關定之。

第 十 八 條　食品用洗潔劑及經中央主管機關公告指定之食品器具、食品
　　　　　　容器、食品包裝，應以中文及通用符號顯著標示下列事項：
一、廠商名稱、電話號碼及地址。輸入者，應註明國內負
　　責廠商名稱、電話號碼及地址。
二、其他經中央主管機關公告指定之標示事項。

第 十 九 條　對於食品、食品添加物或食品用洗潔劑所為之標示、宣傳
　　　　　　或廣告，不得有不實、誇張或易生誤解之情形。
食品不得為醫療效能之標示、宣傳或廣告。
中央主管機關得以公告限制特殊營養食品之廣告範圍、方
式及場所。
接受委託刊播之傳播業者，應自廣告之日起六個月，保存
委託刊播廣告者之姓名（法人或團體名稱）、身分證或事
業登記證字號、住居所（事務所或營業所）及電話等資料，
且於主管機關要求提供時，不得規避、妨礙或拒絕。

第 四 章　食品業衛生管理

第 二 十 條　食品業者製造、加工、調配、包裝、運送、貯存、販賣食
　　　　　　品或食品添加物之作業場所、設施及品保制度，應符合食
品良好衛生規範，經中央主管機關公告指定之食品業別，
並應符合食品安全管制系統之規定。
前項食品良好衛生規範及食品安全管制系統之辦法，由中
央主管機關定之。

食品業者之設廠登記，應由工業主管機關會同主管機關辦理。

食品工廠之建築及設備，應符合設廠標準；其標準，由中央主管機關會同中央工業主管機關定之。

第二十一條　經中央主管機關公告指定一定種類、規模之食品業者，應投保產品責任保險；其保險金額及契約內容，由中央主管機關會商有關機關後定之。

第二十二條　經中央主管機關公告指定之食品製造工廠，應設置衛生管理人員。

前項衛生管理人員設置辦法，由中央主管機關定之。

第二十三條　公共飲食場所衛生之管理辦法，由直轄市、縣（市）主管機關依據中央主管機關頒布之各類衛生標準或規範定之。

第　五　章　　查驗及取締

第二十四條　直轄市、縣（市）主管機關應抽查食品業者之作業衛生及紀錄；必要時，並應抽樣檢驗及查扣紀錄。對於涉嫌違反第十一條第一項、第十五條、中央主管機關依第十條所定衛生安全及品質標準或依第十二條所定食品添加物品名、規格及其使用範圍、限量標準之規定者，得命暫停作業，並將涉嫌物品封存。

中央主管機關得就食品、食品添加物、食品器具、食品容器、食品包裝或食品用洗潔劑，於輸入時委託經濟部標準檢驗局為前項之措施。

中央主管機關於必要時，得就市售之前項物品為第一項之措施。

第二十五條　食品衛生檢驗之方法，由中央主管機關公告指定之；未公告指定者，得依國際間認可之方法為之。

第二十六條　食品衛生之檢驗，由各級主管機關所屬食品衛生檢驗機構行之。但必要時，得將其一部或全部委託其他檢驗機構、

　　　　　　　　學術團體或研究機構辦理；其委託辦法，由中央主管機關
　　　　　　　　定之。

第二十七條　　本法所定之抽查、檢驗；其辦法，由中央主管機關定之。
　　　　　　　　但查驗工作涉及其他機關職掌者，應會同有關機關定之。
　　　　　　　　中央主管機關得就食品衛生查驗業務，辦理國內及國外驗
　　　　　　　　證機構之認證；其認證項目及管理辦法，由中央主管機關
　　　　　　　　定之。前項認證工作，得委任所屬機關或委託相關機關
　　　　　　　　（構）或團體辦理；其委託辦法，由中央主管機關定之。

第二十八條　　主管機關對於檢舉查獲違反本法規定之食品、食品添加
　　　　　　　　物、食品器具、食品容器、食品包裝、食品用洗潔劑、標
　　　　　　　　示、宣傳、廣告或食品業者，除應對檢舉人身分資料嚴守
　　　　　　　　祕密外，並得酌予獎勵。前項檢舉獎勵辦法，由中央主管
　　　　　　　　機關定之。

第　六　章　　罰則

第二十九條　　食品、食品添加物、食品器具、食品容器、食品包裝或食
　　　　　　　　品用洗潔劑，經依第二十四條規定抽查或檢驗者，由當地
　　　　　　　　主管機關依抽查或檢驗結果為下列之處分：
　　　　　　　　一、有第十一條或第十五條所列各款情形之一者，應予沒
　　　　　　　　　　入銷毀。
　　　　　　　　二、不符合中央主管機關依第十條所定衛生安全及品質
　　　　　　　　　　標準或依第十二條所定食品添加物品名、規格及其使
　　　　　　　　　　用範圍、限量標準之規定，或違反第十三條第二項、
　　　　　　　　　　第十四條第一項規定者，應予沒入銷毀。但實施消毒
　　　　　　　　　　或採行適當安全措施後，仍可使用或得改製使用者，
　　　　　　　　　　應通知限期消毒、改製或採行適當安全措施；屆期未
　　　　　　　　　　遵行者，沒入銷毀之。
　　　　　　　　三、標示違反第十七條、第十八條、第十九條第一項規
　　　　　　　　　　定者，應通知限期回收改正，改正前不得繼續販賣；

　　　　　　　　屆期未遵行或違反第十九條第二項規定者，沒入銷
　　　　　　　　毀之。
　　　　四、依第二十四條第一項規定命暫停作業並封存之物
　　　　　　品，如經查無前三款之情形者，應撤銷原處分，並予
　　　　　　啟封。
　　　　前項第一款至第三款應予沒入之物品，應先命製造、販賣或
　　　　輸入者立即公告停止使用或食用，並予回收、銷毀。必要時，
　　　　當地主管機關得代為回收、銷毀，並收取必要之費用。
　　　　前項應回收、銷毀之物品，其回收、銷毀處理辦法，由中
　　　　央主管機關定之。
　　　　製造、加工、調配、包裝、運送、販賣、輸入、輸出第一
　　　　項第一款或第二款物品之食品業者，由當地主管機關正式
　　　　公布其商號、地址、負責人姓名、商品名稱及違法情節。
　　　　輸入第一項物品經通關查驗不符規定者，中央主管機關應
　　　　管制其進口，並得為第一項各款、第二項及前項之處分。

第二十九條之一　直轄市、縣（市）主管機關對於檢驗結果不合規定之物品，
　　　　其原餘存檢體，包括容器、包裝及標籤，應保存六個月，
　　　　逾期即予銷毀。但依其性質於六個月內變質者，以其所能
　　　　保存之期間為準。
　　　　食品業者對於檢驗結果有異議者，得於收到有關通知後十
　　　　五日內，向原抽驗機關申請複驗，受理複驗機關應於七日
　　　　內就其餘存檢體複驗之。但檢體已變質者，不得申請複驗。
　　　　申請複驗以一次為限，並應繳納檢驗費。

第 三十 條　食品、食品添加物、食品器具、食品容器、食品包裝或食品
　　　　用洗潔劑，發現有第二十九條第一項第一款或第二款情事，
　　　　除依第二十九條規定處理外，中央主管機關得公告禁止其製
　　　　造、販賣或輸入、輸出。前項公告禁止之物品為中央主管機
　　　　關查驗登記並發給許可證者，得一併廢止其許可。

第三十一條　有下列行為之一者，處新臺幣四萬元以上二十萬元以下罰鍰；一年內再次違反者，並得廢止其營業或工廠登記證照：

一、違反第十一條第一款至第七款或第十五條規定者。

二、違反前條之禁止命令者。

第三十二條　違反第十九條第一項或第三項規定者，處新臺幣四萬元以上二十萬元以下罰鍰；違反同條第二項規定者，處新臺幣二十萬元以上一百萬元以下罰鍰；一年內再次違反者，並得廢止其營業或工廠登記證照；對其違規廣告，並應按次連續處罰至其停止刊播為止。

主管機關為第一項處分同時，應函知傳播業者及直轄市、縣（市）新聞主管機關。傳播業者自收文之次日起，應即停止刊播。

傳播業者未依前項規定繼續刊播違反第十九條第一項、第二項規定或中央主管機關依第十九條第三項所為公告之廣告者，處新臺幣十二萬元以上六十萬元以下罰鍰，並應按次連續處罰至其停止刊播為止。

第三十三條　有下列行為之一者，處新臺幣三萬元以上十五萬元以下罰鍰；一年內再次違反者，並得廢止其營業或工廠登記證照：

一、違反中央主管機關依第十條所定標準有關衛生安全及品質之規定，經令其限期改正，屆期不改正。

二、違反第十一條第一項第八款、第九款、第十三條第二項、第十四條第一項、第十七條第一項、第十八條、第二十二條第一項規定。

三、違反中央主管機關依第十二條所定標準有關食品添加物品名、規格及其使用範圍、限量之規定，或依第十七條第二項所定標準有關營養成分及含量標示之規定。

四、違反中央主管機關依第十七條之一所為公告。

五、違反中央主管機關依第二十一條所為投保產品責任保險之規定，經通知限期改正，屆期不改正。

六、違反直轄市或縣（市）主管機關依第二十三條所定管理辦法有關公共飲食場所衛生之規定。

七、經主管機關依第二十九條第二項命其回收、銷毀而不遵行。

第三十四條　有第三十一條至前條行為，致危害人體健康者，處三年以下有期徒刑、拘役或科或併科新臺幣十八萬元以上九十萬元以下罰金。

法人之代表人、法人或自然人之代理人、受僱人或其他從業人員，因執行業務犯前項之罪者，除處罰其行為人外，對該法人或自然人科以前項之罰金。

因過失犯第一項之罪者，處六個月以下有期徒刑、拘役或科新臺幣十萬元以下罰金。

第三十五條　拒絕、妨礙或規避本法所規定之抽查、抽驗、查扣、不能或不願提供不符合本法規定物品之來源或經命暫停作業而不遵行者，處新臺幣三萬元以上十五萬元以下罰鍰；情節重大或一年內再次違反者，並得廢止其營業或工廠登記證照。

第三十六條　本法所定之罰鍰，由直轄市或縣（市）主管機關處罰之。

第　七　章　　附則

第三十七條　本法關於食品器具、食品容器之規定，於兒童直接接觸入口之玩具準用之。

第三十八條　中央主管機關依本法受理食品業者申請審查、檢驗及核發許可證，應收取審查費、檢驗費及證書費；其費額，由中央主管機關定之。

第三十九條　本法施行細則，由中央主管機關定之。

第四十條　本法自公布日施行。

附錄二　食品衛生管理法施行細則

中華民國七十年十一月二十日發布

中華民國七十四年十二月二十日修正發布

中華民國八十三年九月七日修正發布

中華民國八十九年五月十五日修正發布

中華民國九十年五月三日修正發布

中華民國九十一年六月十二日修正發布

中華民國九十八年四月一日修正發布（修正第二、三、十一、十三、十八、十九及二十條條文）

第 一 條　本細則依食品衛生管理法（以下簡稱本法）第三十九條規定訂定之。

第 二 條　本法第十一條第一項第三款所稱有毒，指食品或食品添加物含有天然毒素或化學物品，而其成分或含量對人體健康有害或有害之虞者。

第 三 條　本法第十一條第一項第四款所稱染有病原菌者，指食品或食品添加物受病因性微生物或其產生之毒素污染，致對人體健康有害或有害之虞者。

第 四 條　（刪除）

第 五 條　（刪除）

第 六 條　（刪除）

第 七 條　（刪除）

第 八 條　（刪除）

第　九　條　本法第十七條第一項第一款所稱之品名，其為食品者，應
使用國家標準所定之名稱；無國家標準名稱者，得自定其
名稱。其為食品添加物者，應依中央主管機關規定之名稱。
依前項規定自定食品品名者，其名稱應與食品本質相符，
避免混淆。

第　十　條　本法第十七條第一項第二款所定內容物之標示，除專供外
銷者外，應依下列規定辦理：

一、重量、容量以公制標示之。

二、液汁與固形物混合者，分別標明內容量及固形量。

三、內容物含量得視食品性質註明為最低、最高或最低與
最高含量。

四、內容物為二種或二種以上時，應依其含量多寡由高至
低標示之。

第 十一 條　本法第十七條第一項第三款所定食品添加物之標示，應依
下列規定辦理：

一、食品添加物名稱應使用食品添加物使用範圍及限量
暨規格標準所定之食品添加物品名或通用名稱。

二、屬甜味劑（含化學合成、天然物萃取及糖醇），應同
時標示「甜味劑」及品名或通用名稱。

三、屬防腐劑、抗氧化劑者，應同時標示其用途名稱及品
名或通用名稱。

四、屬調味劑（不含甜味劑、咖啡因）、乳化劑、膨脹劑、
酵素、豆腐用凝固劑、光澤劑者，得以用途名稱標示
之；屬香料者，得以香料標示之；屬天然香料者，得
以天然香料標示之。

前項第二款至第四款自中華民國一百年一月一日施行。施
行前仍依修正前之規定辦理。

第 十二 條　本法第十七條第一項第五款所定日期之標示，應印刷於容
器或包裝之上，並依習慣能辨明之方式標明年月日。但保

存期限在三個月以上者，其有效日期得僅標明年月，並推定為當月之月底。

第 十三 條　有容器或包裝之食品及食品添加物之標示，應依下列規定辦理：

一、標示字體之長度及寬度不得小於二毫米。但最大表面積不足十平方公分之小包裝，除品名、廠商名稱及有效日期外，其他項目標示字體之長度及寬度得小於二毫米。

二、在國內製造者，其標示如兼用外文時，應以中文為主，外文為輔。但專供外銷者，不在此限。

三、由國外輸入者，應依本法第十七條之規定加中文標示，始得輸入。但需再經改裝、分裝或其他加工程序者，得於銷售前完成中文標示。

第 十四 條　食品或食品添加物工廠以外之食品業，建設主管機關應將其商業登記資料送交該管衛生主管機關進行稽查管理。

第 十五 條　主管機關人員執行本法第二十四條第一項及第三項所定職務時，應持各該機關發給之食品衛生檢查證；查獲違法嫌疑食品事件或定期封存者，應作成紀錄，並由執行人員及物品持有人或在場人簽章；抽樣檢驗或查扣紀錄者，並應出具收據。

前項檢查證、紀錄表、收據之格式及檢驗項目與抽樣數量，由中央主管機關定之。

第 十六 條　本法第二十四條第一項所稱紀錄，係指與抽查相關之原料來源、原料數量、作業、品保、銷售對象、金額或其他執行本法所需之相關資料。

第 十七 條　（刪除）

第 十八 條　食品、食品添加物、食品器具、食品容器、食品包裝或食品用洗潔劑，經依本法第二十九條第一項第一款至第三款規定沒入銷毀或通知限期消毒、改製或採行安全措施者，

其範圍及於相同有效日期之產品；未標示有效日期或有效日期無法辨識者，其範圍及於全部產品；其為來源不明而無法通知限期消毒、改製或採行安全措施者，沒入銷毀之。

第 十九 條　經營食品、食品添加物、食品器具或食品容器輸出之業者，為應出具證明文件之需要，得向中央主管機關申請辦理檢驗或查驗；其符合規定者，核發衛生證明、檢驗報告或自由銷售證明等外銷證明文件。

第 二十 條　本細則自發布日施行。

本細則中華民國九十八年四月一日修正之條文，除另定施行日期者外，自發布日施行。

附錄三　食品良好衛生規範

中華民國八十九年九月七日

衛署食字第〇八九〇一四一六四號公告

壹、總則

一、本規範依食品衛生管理法（以下簡稱本法）第二十條第一項規定訂定之。

二、本規範適用於本法第七條所定之食品業者。食品工廠之建築與設備之設置除應符合食品工廠之設廠標準外，並應符合本規範之規定。

三、本規範為食品業者製造、加工、調配、包裝、運送、貯存、販賣食品或食品添加物之作業場所、設施及品保制度之管理規定，以確保食品之衛生、安全及品質。

四、本規範用詞定義如下：

(一) 原材料：係指原料及包裝材料。

(二) 原料：係指成品可食部分之構成材料，包括主原料、副原料及食品添加物。

(三) 主原料：係指構成成品之主要材料。

(四) 副原料：係指主原料和食品添加物以外之構成成品的次要材料。

(五) 食品添加物：係指食品在製造、加工、調配、包裝、運送、貯存等過程中，用以著色、調味、防腐、漂白、乳化、增加香味、安定品質、促進發酵、增加稠度、增加營養、防止氧化或其他用途而添加或接觸於食品之物質。

(六) 應：係指所陳述者為必要條件。

(七) 內包裝材料：係指與食品直接接觸之食品容器，如瓶、罐、盒、袋等，及直接包裹或覆蓋食品之包裝材料，如箔、膜、紙、蠟紙等。

(八) 外包裝材料：係指未與食品直接接觸之包裝材料，包括標籤、紙箱、捆包材料等。

(九) 半成品：係指產品再經後續之製造或包裝、標示等過程，即可製成成品者。

(十) 成品：係指經過完整的製造過程並包裝標示完成之產品。

(十一) 食品作業場所：包括食品之原材料處理、製造、加工、調配、包裝及貯存場所。

(十二) 清潔：係指去除塵土、殘屑、污物或其他可能污染食品之不良物質之清洗或處理作業。

(十三) 消毒：係指以符合食品衛生之有效殺滅有害微生物方法，但不影響食品品質或其安全之適當處理作業。

(十四) 外來雜物：係指在製程中除原材料外，混入或附著於原料、半成品、成品或內包裝材料之物質，使食品有不符衛生及安全之虞者。

(十五) 病媒：係指會直接或間接污染食品或媒介病原體之小動物或昆蟲，如老鼠、蟑螂、蚊、蠅、臭蟲、蚤、蝨及蜘蛛等。

(十六) 有害微生物：係指造成食品腐敗、品質劣化或危害公共衛生之微生物。

(十七) 防止病媒侵入設施：以適當且有形的隔離方式，防範病媒侵入之裝置，如陰井或適當孔徑之柵欄、紗網等。

(十八) 衛生管理專責人員：係指依本法第二十二條公告指定之食品工廠依規定應設置之衛生管理人員及其他食品業者依本規範規定應設置負責衛生管理之人員。

(十九) 檢驗：包括檢查與化驗。

(二十) 食品接觸面：包括直接或間接與食品接觸的表面，直接的食品接觸面係指器具及與食品接觸之設備表面；間接的食品接觸面

係指在正常作業情形下，由其流出之液體會與食品或食品直接接觸面接觸之表面。

(二十一) 適當的：係指在符合良好衛生作業下，為完成預定目的或效果所必須的（措施等）。

(二十二) 水活性：係指食品中自由水之表示法，為該食品之水蒸汽壓與在同溫度下純水飽和水蒸汽壓所得之比值。

(二十三) 標示：係指於食品、食品添加物或食品用洗潔劑之容器、包裝或說明書以及食品器具、食品容器、食品包裝之本身或外表用以記載品名或說明之文字、圖畫或記號。

(二十四) 隔離：係指場所與場所之間以有形之方式予以隔開者。

(二十五) 區隔：係指較廣義的隔離，包括有形及無形之區隔手段。食品作業場所之區隔得以下列一種或多種方式予以達成，如場所區隔、時間區隔、控制空氣流向、採用密閉系統或其他有效方法。

(二十六) 食品製造業者：係指具有工廠登記證之食品工廠及免辦工廠登記證之食品製造業。

(二十七) 食品工廠：係指具有工廠登記證之食品製造業者。

貳、食品業者良好衛生規範一般規定

五、食品業者建築與設施

(一) 食品作業場所之廠區環境應符合下列規定：

1. 地面應隨時清掃，保持清潔，不得有塵土飛揚。
2. 排水系統應經常清理，保持暢通，不得有異味。
3. 禽畜、寵物等應予管制，並有適當的措施以避免污染食品。

(二) 食品作業場所建築與設施應符合下列規定：

1. 牆壁、支柱與地面：應保持清潔，不得有納垢、侵蝕或積水等情形。
2. 樓板或天花板：應保持清潔，不得有長黴、成片剝落、積塵、納垢等情形；食品暴露之正上方樓板或天花板不得有結露現象。

3. 出入口、門窗、通風口及其他孔道：應保持清潔，並應設置防止病媒侵入設施。

4. 排水系統：排水系統應完整暢通，不得有異味，排水溝應有攔截固體廢棄物之設施，並應設置防止病媒侵入之設施。

5. 照明設施：光線應達到一百米燭光以上，工作台面或調理台面應保持二百米燭光以上；使用之光源應不致於改變食品之顏色；照明設備應保持清潔，以避免污染食品。

6. 通風：應通風良好，無不良氣味，通風口應保持清潔。

7. 配管：配管外表應保持清潔，並應定期清掃或清潔。

8. 場所區隔：凡清潔度要求不同之場所，應加以有效區隔及管理。

9. 病媒防治：不得發現有病媒或其出沒之痕跡，並應實施有效之病媒防治措施。

10. 蓄水池：蓄水池（塔、槽）應保持清潔，每年至少清理一次並做成紀錄。

(三) 凡設有員工宿舍、餐廳、休息室及檢驗場所或研究室者，應符合下列規定：

1. 應與食品作業場所隔離，且應有良好之通風、採光及防止病媒侵入或有害微生物污染之設施。

2. 應有專人負責管理，並經常保持清潔。

(四) 廁所應符合下列規定：

1. 廁所之設置地點應防止污染水源。

2. 廁所不得正面開向食品作業場所，但如有緩衝設施及有效控制空氣流向以防止污染者，不在此限。

3. 廁所應保持整潔，不得有不良氣味。

4. 應於明顯處標示「如廁後應洗手」之字樣。

(五) 用水應符合下列規定：

1. 凡與食品直接接觸及清洗食品設備與用具之用水及冰塊應符合飲用水水質標準。

2. 應有足夠之水量及供水設施。

3. 使用地下水源者，其水源應與化糞池、廢棄物堆積場所等污染源至少保持十五公尺之距離。

4. 蓄水池（塔、槽）應保持清潔，其設置地點應距污穢場所、化糞池等污染源三公尺以上。

5. 飲用水與非飲用水之管路系統應完全分離，出水口並應明顯區分。

(六) 洗手設施應符合下列規定：

1. 洗手及乾手設備之設置地點應適當，數目足夠，且備有流動自來水、清潔劑、乾手器或擦手紙巾等設施。必要時，應設置適當的消毒設施。

2. 洗手消毒設施之設計，應能於使用時防止已清洗之手部再度遭受污染，並於明顯之位置懸掛簡明易懂的洗手方法標示。

(七) 凡設有更衣室者，應與食品作業場所隔離，工作人員並應有個人存放衣物之箱櫃。

六、食品業者衛生管理

(一) 設備與器具之清洗衛生應符合下列規定：

1. 食品接觸面應保持平滑、無凹陷或裂縫，並保持清潔。

2. 用於製造、加工、調配、包裝等之設備與器具，使用前應確認其清潔，使用後應清洗乾淨；已清洗與消毒過之設備和器具，應避免再受污染。

3. 設備與器具之清洗與消毒作業，應防止清潔劑或消毒劑污染食品、食品接觸面及包裝材料。

(二) 從業人員應符合下列規定：

1. 新進從業人員應先經衛生醫療機構檢查合格後，始得聘僱。僱用後每年應主動辦理健康檢查乙次。

2. 從業人員在 A 型肝炎、手部皮膚病、出疹、膿瘡、外傷、結核病或傷寒等疾病之傳染或帶菌期間，或有其他可能造成食品污染之疾病者，不得從事與食品接觸之工作。

3. 新進從業人員應接受適當之教育訓練，使其執行能力符合生產、衛生及品質管理之要求，在職從業人員應定期接受有關食品安全、衛生與品質管理之教育訓練，各項訓練應確實執行並作成紀錄。

4. 食品作業場所內之作業人員，工作時應穿戴整潔之工作衣帽（鞋），以防頭髮、頭屑及夾雜物落入食品中，必要時應戴口罩。凡與食品直接接觸的從業人員不得蓄留指甲、塗抹指甲油及佩戴飾物等，並不得使塗抹於肌膚上之化粧品及藥品等污染食品或食品接觸面。

5. 從業人員手部應經常保持清潔，並應於進入食品作業場所前、如廁後或手部受污染時，依標示所示步驟正確洗手或（及）消毒。工作中吐痰、擤鼻涕或有其他可能污染手部之行為後，應立即洗淨後再工作。

6. 作業人員工作中不得有吸菸、嚼檳榔、嚼口香糖、飲食及其他可能污染食品之行為。

7. 作業人員若以雙手直接調理不經加熱即可食用之食品時，應穿戴消毒清潔之不透水手套，或將手部徹底洗淨及消毒。

8. 作業人員個人衣物應放置於更衣場所，不得帶入食品作業場所。

9. 非作業人員之出入應適當管理。若有進入食品作業場所之必要時，應符合前列各目有關人員之衛生要求。

10. 從業人員於從業期間應接受衛生主管機關或其認可之相關機構所辦之衛生講習或訓練。

(三) 清潔及消毒等化學物質及用具之管理

1. 病媒防治使用之藥劑，應符合相關主管機關之規定方得使用，並應明確標示，存放於固定場所，不得污染食品或食品接觸面，且應指定專人負責保管。

2. 食品作業場所內，除維護衛生所必須使用之藥劑外，不得存放使用。

3. 清潔劑、消毒劑及有毒化學物質應符合相關主管機關之規定方得使用，並應予明確標示，存放於固定場所，且應指定專人負責保管。

4. 有毒化學物質應標明其毒性、使用方法及緊急處理辦法。

5. 清潔、清洗和消毒用機具應有專用場所妥善保管。

(四) 廢棄物處理應符合下列規定：

　　1. 廢棄物不得堆放於食品作業場所內，場所四周不得任意堆置廢棄物及容器，以防積存異物孳生病媒。

　　2. 廢棄物之處理，應依其特性，以適當容器分類集存，並予清除。放置場所不得有不良氣味或有害（毒）氣體溢出，並防止病媒之孳生，及造成人體之危害。

　　3. 反覆使用的容器在丟棄廢棄物後，應立即清洗清潔。處理廢棄物之機器設備於停止運轉時應立即清洗，以防止病媒孳生。

　　4. 凡有直接危害人體及食品安全衛生之虞之化學藥品、放射性物質、有害微生物、腐敗物等廢棄物，應設專用貯存設施。

(五) 食品業者應指派衛生管理專責人員針對建築與設施及衛生管理之情形填報衛生管理紀錄，內容包括當日執行的前列各項工作之衛生狀況等。

參、食品製造業者良好衛生規範

七、食品製造業者除應符合本規範第貳章食品業者良好衛生規範一般規定外，並應符合下列相關專業規定。

八、食品製造業者製程及品質管制

(一) 使用之原材料應符合相關之食品衛生標準或規定，並可追溯來源。

(二) 原材料進貨時，應經驗收程序，驗收不合格者，應明確標示，並適當處理，免遭誤用。

(三) 原材料之暫存應避免使製造過程中之半成品或成品產生污染，需溫溼度管制者，應建立管制基準。冷凍原料解凍時，應在能防止品質劣化之條件下進行。

(四) 原材料使用應依先進先出之原則，並在保存期限內使用。

(五) 原料有農藥、重金屬或其他毒素等污染之虞時，應確認其安全性或含量符合相關法令之規定後方可使用。

(六) 食品添加物應設專櫃貯放，由專人負責管理，並以專冊登錄使用之種類、食品添加物許可字號、進貨量、使用量及存量等。

(七) 食品製造流程規劃應符合安全衛生原則，避免食品遭受污染。

(八) 製造過程中所使用之設備、器具及容器，其操作、使用與維護應避免食品遭受污染。

(九) 食品在製造作業過程中不得與地面直接接觸。

(十) 應採取有效措施以防止金屬或其他外來雜物混入食品中。

(十一) 非使用自來水者，應針對淨水或消毒之效果指定專人每日作有效餘氯量及酸鹼值之測定，並作成紀錄，以備查考。

(十二) 製造過程中需溫溼度、酸鹼值、水活性、壓力、流速、時間等管制者，應建立相關管制方法與基準，並確實記錄。

(十三) 食品添加物之使用應符合「食品添加物使用範圍及限量標準」之規定。秤量與投料應建立重複檢核制度，確實執行，並作成紀錄。

(十四) 食品之包裝應確保於正常貯運與銷售過程中不致於使產品產生變質或遭受外界污染。

(十五) 不得回收之包裝材質使用過者不得再使用；回收使用之容器應以適當方式清潔，必要時應經有效殺菌處理。

(十六) 每批成品應經確認程序後，方可出貨；確認不合格者，應訂定適當處理程序，並確實執行。

(十七) 製程與品質管制如有異常現象時，應建立矯正與防止再發措施，並作成紀錄。

(十八) 成品為包裝食品者，其成分應確實標示。

九、食品製造業者倉儲管制

(一) 原材料、半成品及成品倉庫應分別設置或予適當區隔，並有足夠之空間，以供物品之搬運。

(二) 倉庫內物品應分類貯放於棧板、貨架上，或採取其他有效措施，不得直接放置地面，並保持整潔及良好通風。

(三) 倉儲作業應遵行先進先出之原則，並確實記錄。

(四) 倉儲過程中需溫溼度管制者，應建立管制方法與基準，並確實記錄。

(五) 倉儲過程中應定期檢查，並確實記錄。如有異狀應立即處理，以確保原材料、半成品及成品之品質及衛生。

(六) 有造成污染原料、半成品或成品之虞的物品或包裝材料，應有防止交叉污染之措施，否則禁止與原料、半成品或成品一起貯存。

十、食品製造業者運輸管制

(一) 運輸車輛應於裝載前檢查其裝備，並保持清潔衛生。

(二) 產品堆疊時應保持穩固，並能維持適當之空氣流通。

(三) 裝載低溫食品前，所有運輸車輛之廂體應能確保產品維持有效保溫狀態。

(四) 運輸過程中應避免日光直射、雨淋、激烈的溫度或濕度變動與撞擊及車內積水等。

(五) 有造成污染原料、半成品或成品之虞的物品或包裝材料，應有防止交叉污染之措施，否則禁止與原料、半成品或成品一起運輸。

十一、食品製造業者檢驗與量測管制

(一) 凡設有檢驗場所者，應具有足夠空間與檢驗設備，以供進行品質管制及衛生管理相關之檢驗工作。必要時，得委託具公信力之研究或檢驗機構代為檢驗。

(二) 凡設有微生物檢驗場所者，應與其他檢驗場所適當隔離。

(三) 用於測定、控制或記錄之測量器或記錄儀，應能發揮功能且須準確，並定期校正。

(四) 檢驗中可能產生之生物性與化學性之污染源，應建立管制系統，並確實執行。

(五) 檢驗所用之方法如係採用經修改過之簡便方法時，應定期與原有檢驗方法核對，並予記錄。

十二、食品製造業者客訴與成品回收管制

(一) 對消費者申訴案件之處理應作成紀錄，以供查核。

(二) 對成品回收之處理應作成紀錄，以供查核。

十三、食品製造業者紀錄保存

食品製造業者對本規範所規定之有關紀錄至少應保存至該批成品之有效日期後六個月。

肆、食品工廠良好衛生規範

十四、食品工廠除應符合本規範第貳章及第參章規定外，並應符合下列相
　　　關專業規定。

十五、食品工廠衛生管理

　　　(一) 食品工廠應依據本規範第五點及第六點各款之規定，制定衛生管
　　　　　理標準作業程序，並據以執行。

　　　(二) 作業場所配置與空間應符合下列規定：

　　　　　1. 凡依流程及衛生安全要求而定之作業性質不同之場所，應個別設
　　　　　　 置或加以有效區隔，並保持整潔。

　　　　　2. 應具有足夠空間，供設備與食品器具之安置、衛生設施之設置、
　　　　　　 原材料之貯存、維持衛生操作及生產安全食品之需要。

十六、食品工廠製程及品質管制

　　　(一) 食品工廠應依據本規範第八點各款之規定，制訂製程及品質管制
　　　　　標準作業程序，並據以執行。

　　　(二) 製造過程之原材料、半成品及成品等之檢驗狀況，應予以適當標
　　　　　識及處理。

　　　(三) 成品應作留樣保存，保存至有效日期，必要時應作保存性試驗，
　　　　　其有效日期之訂定，應有合理之依據。

　　　(四) 製程及品質管制應作紀錄及統計。

十七、食品工廠倉儲與運輸管制

　　　(一) 食品工廠應依據本規範第九點各款之規定，制訂倉儲管理標準作
　　　　　業程序，並據以執行。

　　　(二) 食品工廠應依據本規範第十點各款之規定，制訂運輸管理標準作
　　　　　業程序，並據以執行。

十八、食品工廠檢驗與量測管制

十九、食品工廠客訴與成品回收管制

　　　(一) 食品工廠應制定消費者申訴案件之標準作業程序，並確實執行。

　　　(二) 食品工廠應建立成品回收及處理標準作業程序，並確實執行。

　　　(三) 客訴與成品回收之處理應作成紀錄，以供查核。

二十、食品工廠紀錄保存

　　食品工廠對本規範所規定有關之紀錄至少應保存至該批成品之有效日期後六個月。

伍、食品物流業者良好衛生規範

二十一、食品物流業者除應符合本規範第貳章食品業者良好衛生規範一般規定外，並應符合下列相關專業規定：

(一) 食品物流業者應制訂物流管制標準作業程序，並據以執行。

(二) 物流管制標準作業程序應包括下列內容：

　1. 不同食品作業場所應分別設置或予適當區隔，並有足夠之空間，以供物品之搬運。

　2. 物品應分類貯放於棧板、貨架上，或採取其他有效措施，並保持整潔，不得直接放置地面。

　3. 作業應遵行先進先出之原則，並確實記錄。

　4. 作業中需溫溼度管制者，應建立管制方法與基準，並確實記錄。

　5. 貯存過程中應定期檢查，並確實記錄。如有異狀應立即處理，以確保食品或原料之品質及衛生。

　6. 有造成污染原料、半成品或成品之虞的物品或包裝材料，應有防止交叉污染之措施。

　7. 低溫食品之品溫在裝載、卸貨前，均應加以檢測及記錄。

　8. 低溫食品理貨及裝卸貨作業均應在攝氏十五度以下之場所進行，且作業應迅速，以避免產品溫度之異常變動。

　9. 食品物流業者不得任意改變製造業者原來設定之產品保存溫度條件。

(三) 配送作業應符合下列規定：

　1. 運輸車輛應於裝載前檢查其裝備，並保持清潔衛生。

　2. 產品堆疊時應保持穩固，並能維持適當之空氣流通。

　3. 裝載低溫食品前，所有運輸車輛之廂體應能確保產品維持有效保溫狀態。

4. 運輸過程中應避免日光直射、雨淋、激烈的溫度或濕度變動與撞擊及車內積水等。

5. 有造成污染原料、半成品或成品之虞的物品或包裝材料，應有防止交叉污染之措施，否則禁止與原料、半成品或成品一起運輸。

陸、食品販賣業者良好衛生規範

二十二、食品販賣業者除應符合本規範第貳章食品業者良好衛生規範一般規定外，並應符合下列之共同專業規定：

(一) 販賣、貯存食品或食品添加物之設施及場所應保持清潔，並設置有效防止病媒侵入之設施。

(二) 食品或食品添加物應分別妥善保存、整齊堆放，以防止污染及腐敗。

(三) 食品之熱藏（高溫貯存），溫度應保持在攝氏六十度以上。

(四) 倉庫內物品應分類貯放於棧板、貨架上，或採取其他有效措施，不得直接放置地面，並保持良好通風。

(五) 應有衛生管理專責人員於現場負責食品衛生管理工作。

(六) 販賣貯存作業應遵行先進先出之原則。

(七) 販賣貯存作業中須溫溼度管制者，應建立管制方法與基準，並據以執行。

(八) 販賣貯存作業中應定期檢查產品之標示或貯存狀態，如有異狀應立即處理，以確保食品或食品添加物之品質及衛生。

(九) 有造成污染原料、半成品或成品之虞的物品或包裝材料，應有防止交叉污染之措施，否則禁止與原料、半成品或成品一起貯存。

(十) 販賣場所之光線應達到二〇〇米燭光以上，使用之光源應不至改變食品之顏色。

二十三、販賣、貯存冷凍、冷藏食品之業者除應符合本規範第二十二點之良好衛生規範外，並應符合下列相關專業規定：

(一) 販賣業者不得任意改變製造業者原來設定之產品保存溫度條件。

(二) 冷凍食品之中心溫度應保持在攝氏負十八度以下；冷藏食品之中心溫度應保持在攝氏七度以下凍結點以上。

(三) 冷凍（庫）櫃、冷藏（庫）櫃應定期除霜，並保持清潔。

(四) 冷凍食品應有完整密封之基本包裝。冷凍冷藏食品不得使用金屬材料釘封或橡皮圈等物固定，包裝袋破裂時不得出售。

(五) 冷凍食品應與冷藏食品分開貯存及販賣。

(六) 冷凍（藏）食品陳售於冷凍（藏）櫃內時，均不得超越最大裝載線，以維持櫃內冷氣之良好循環及保護食品品質。

(七) 冷凍庫（櫃）、冷藏庫（櫃），均應於明顯處設置溫度指示器，並予適當記錄。庫（櫃）溫度必須能使冷凍或冷藏食品的中心溫度均符合本條第二款之規定，且不得有劇烈的溫度變動，以保持冷凍或冷藏食品之品質及衛生安全。

二十四、販賣、貯存烘焙食品之業者除應符合本規範第二十二點之良好衛生規範外，並應符合下列相關專業規定：

(一) 未包裝之烘焙食品販賣時應使用清潔之器具裝貯，分類陳列，並應有防止污染之措施及設備，且備有清潔之夾子及盛物籃（盤）供顧客選購使用。

(二) 以奶油、布丁、果凍、餡料等裝飾或充餡之蛋糕、派等，應貯放於攝氏七度以下冷藏櫃內。

(三) 有造成污染原料、半成品或成品之虞的物品或包裝材料，應有防止交叉污染之措施，否則禁止與原料、半成品或成品一起貯存。

(四) 烘焙食品之冷卻作業應有防止交叉污染之措施與設備。

二十五、販賣畜水產食品之業者除應符合本規範第二十二點之良好衛生
　　　　規範外，並應符合下列相關專業規定：

　　　　(一) 畜水產食品之陳列檯面及四周，應以無毒、不易透水、耐腐蝕
　　　　　　　材質製造，並應有適於洗滌及排水之設施。

　　　　(二) 工作台面、砧板或刀具應保持平整清潔，凡供應生食鮮魚或不
　　　　　　　經加熱即可食用之魚、肉製品類應另備專用刀具、砧板。

　　　　(三) 使用絞肉機及切片機等機具應保持清潔並避免污染。

　　　　(四) 生鮮水產食品應使用水槽，以流動自來水處理，並避免污染販
　　　　　　　售之成品。

　　　　(五) 畜水產食品之貯存、陳列、販賣應以適當之溫度、時間管制，
　　　　　　　以保持產品之品質及衛生安全。

　　　　(六) 販賣冷凍或冷藏之畜水產食品，應具有冷凍（藏）之櫃（箱）
　　　　　　　或設施，並符合本章第二十三點相關規定。

　　　　(七) 畜水產食品以冰藏方式陳列、販賣者，使用冰塊應符合飲用水
　　　　　　　水質標準，並保持畜水產品之冰藏效果。

二十六、攤販、小型販賣店兼售食品者，應視其實際情形適用本規範之部
　　　　分規定。

柒、餐飲業者良好衛生規範

二十七、餐飲業者除應符合本規範第貳章食品業者良好衛生規範一般規
　　　　定外，並應符合下列相關專業規定。

二十八、餐飲業者作業場所

　　　　(一) 凡清潔度要求不同之場所應加以有效區隔。

　　　　(二) 洗滌場所應有充足之流動自來水，並具有洗滌、沖洗及有效殺
　　　　　　　菌之三槽式餐具洗滌殺菌設施；水龍頭高度應高於水槽滿水位
　　　　　　　高度，以防水逆流污染；若無充足之流動自來水，必須供應用
　　　　　　　畢即行丟棄之餐具。

(三) 前款之有效殺菌，係指下列任一之殺菌方式：

　1. 煮沸殺菌法：以溫度攝氏一百度之沸水，煮沸時間五分鐘以上（毛巾、抹布等）或一分鐘以上（餐具）。

　2. 蒸汽殺菌法：以溫度攝氏一百度之蒸汽，加熱時間十分鐘以上（毛巾、抹布等）或二分鐘以上（餐具）。

　3. 熱水殺菌法：以溫度攝氏八十度以上之熱水，加熱時間二分鐘以上（餐具）。

　4. 氯液殺菌法：氯液之有效餘氯量不得低於百萬分之二百，浸入溶液中時間二分鐘以上（餐具）。

　5. 乾熱殺菌法：以溫度攝氏一百一十度以上之乾熱，加熱時間三十分鐘以上（餐具）。

　6. 其他經中央衛生主管機關認可之有效殺菌方法。

(四) 廚房應設有截油設施，並經常清理維持清潔。

(五) 油煙應有適當之處理措施，避免造成油污及油煙污染不同場所及環境。

(六) 廚房應維持適當之空氣壓力及合適之室溫。

(七) 不設座之餐飲業者，其販賣櫃台應與調理、加工及操作場所有效區隔，以防制污染。

二十九、餐飲業者衛生管理

(一) 凡以中式餐飲經營且具供應盤菜性質之觀光旅館之餐廳、承攬學校餐飲之餐飲業、供應學校餐盒之餐盒業、承攬筵席之餐廳、外燴飲食業、中央廚房式之餐飲業、伙食包作業、自助餐飲業等，其僱用之烹調從業人員，自本規範公布後一年起應具有中餐烹調技術士證，其持證比例如下：

　1. 觀光旅館之餐廳：百分之八十。

　2. 承攬學校餐飲之餐飲業：百分之七十。

　3. 供應學校餐盒之餐盒業：百分之七十。

　4. 承攬筵席之餐廳：百分之七十。

　5. 外燴飲食業：百分之七十。

6. 中央廚房式之餐飲業：百分之六十。

7. 伙食包作業：百分之六十。

8. 自助餐飲業：百分之五十。

(二) 前述需持有中餐烹調技術士證之從業人員，應加入當地縣、市之餐飲相關公（工）會，並由當地衛生主管機關認可之公（工）會發給廚師證書。餐飲相關公（工）會辦理廚師證書發證事宜，應接受當地衛生主管機關之督導，如有違反事宜，當地衛生主管機關得終止認可。

(三) 廚師證書有效期限為四年，期滿每次展延四年。申請展延者，應在該證書有效期限內接受各級衛生機關或其認可之餐飲相關機構辦理之衛生講習每年至少八小時。

(四) 製備過程中所使用之設備與器具，其操作與維護應避免食品遭受污染，必要時，應以顏色區分。

(五) 使用之竹製、木製筷子或其他免洗餐具，限用畢即行丟棄。共桌分食之場所應提供分食專用之匙、筷、叉。

(六) 製備流程規劃應避免交叉污染。

(七) 製備之菜餚，應於適當之溫度分類貯存及供應，並應有防塵、防蟲等貯放食品及餐具之衛生設施。

(八) 餐飲業外購即食菜餚，應確保其衛生安全。

(九) 廚房內所有之機械與器具應保持清潔。

(十) 供應生冷食品者應於專屬作業區調理、加工及操作。

(十一) 生鮮原料畜養場所應與調理場所有效區隔。

(十二) 製備時段內廚房之進貨作業及人員進出，應有適當之管制。

(十三) 外燴業者另應符合下列規定：

1. 烹調場所及供應之食物應避免直接日曬、雨淋、接觸污染源，並應有遮掩設施。

2. 應有適當冷藏設備或措施。

3. 烹調食物時，應符合新鮮、清潔、迅速、加熱與冷藏之原則。

4. 烹調食物時，應避免交叉污染。

5.餐具應確實保持乾淨。

6.辦理逾二百人以上餐飲時，應於辦理前三日透過其所屬公（工）會向衛生局（所）報備，內容應包括委辦者、承辦者、辦理地點、參加人數及菜單。

(十四) 伙食包作業者另應符合下列規定：

包作伙食前應透過其所屬公（工）會向衛生局（所）報備，內容應包括委包者、承包者、包作場所、供應人數。

附錄四　即食餐食工廠良好作業規範專則

1. 目的

　　本規範為即食餐食工廠在製造、包裝及儲運等過程中有關人員,建築、設施、設備之設置以及衛生、製程及品質等管理均符合良好條件之專業指引,並藉適當運用危害分析重點管制(HACCP)系統之原則,以防範在不衛生條件、可能引起污染或品質劣化之環境下作業,並減少作業錯誤發生及建立健全的品保體系,以確保即食餐食之安全衛生及穩定產品品質。

2. 適用範圍

　　本規範適用於從事產製供人類消費,並經適當包裝之即食餐食製造工廠。

3. 專門用詞定義

　　3.1　食品:指供人飲食或咀嚼之物品及其原料。

　　　　3.1.1　即食餐食:係指經調理包裝成盒或不經小包裝而直接以大容器運送,供團體於短時間內立即食用之食品,如餐盒食品、團體膳食、現成菜餚等。

　　　　　　3.1.1.1　餐盒食品:係指以米飯或麵食為主體,並配以農、畜、水產等調理菜餚,經適當組合,包裝成盒或小包裝,貯藏時間短,供做正餐於短時間內立即食用之盒裝調理食品。

　　　　　　3.1.1.2　團體膳食:係指以米飯為主體,並配以農、畜、水產等調理菜餚,調理後未包裝成盒或小包裝,直接以大容器運送,供短時間內立即食用之調理食品。

　　　　　　3.1.1.3　現成菜餚:係指經調理並適當包裝成盒或小包裝之農、畜、水產等調理菜餚(不包括米飯等主食),貯藏時間短,供短時間內立即食用之調理食品。

3.2　原材料：指原料及包裝材料。

  3.2.1　原料：指即食餐食之構成材料，包括主原料、配料及食品添加物。

    3.2.1.1　主原料：指構成成品之主要材料。

    3.2.1.2　配料：指主原料和食品添加物以外之構成成品的次要材料。

    3.2.1.3　食品添加物：指即食餐食在製造、加工、調配、包裝、運送、貯存等過程中，用以著色、調味、防腐、漂白、乳化、增加香味、安定品質、促進發酵、增加稠度（甚至凝固）、增加營養、防止氧化或其他用途而添加或接觸於食品之物質。

  3.2.2　包裝材料：包括內包裝及外包裝材料。

    3.2.2.1　內包裝材料：指與食品直接接觸之食品容器如瓶、罐、盒、袋等，及直接包裹或覆蓋食品之包裝材料，如箔、膜、紙、蠟紙等，其材質應符合衛生法令規定。

    3.2.2.2　外包裝材料：指未與食品直接接觸之包裝材料，包括標籤、紙箱、捆包材料等。

3.3　附屬品：指衛生筷、紙巾、牙籤、湯匙等。

3.4　產品：包括半成品、最終半成品及成品。

  3.4.1　半成品：指任何成品製造過程中所得之產品，此產品經隨後之製造過程，可製成成品者。

  3.4.2　最終半成品：指經過完整的製造過程但未包裝標示完成之產品。

  3.4.3　成品：指經過完整的製造過程並包裝標示完成之產品。

  3.4.4　易腐敗即食性成品：指成品以常溫或冷藏流通之保存期間短，且不須再經任何方式之處理或僅經簡單加熱，即可直接供人食用之產品，如即食餐食、液態乳品、高水活性豆類加工食品、高水活性烘焙食品、高水活性麵條粉條類等。

3.5　廠房：指用於食品之製造、包裝、貯存等或與其有關作業之全部或部分建築或設施。

　3.5.1　製造作業場所：包括原料處理、加工調理及包裝等場所。

　　3.5.1.1　原料處理場：指執行生鮮或經冷凍或乾燥原料之整理、準備、解凍、選別、清洗、修整、分切、剝皮、去殼去內臟或撒鹽等過程之場所。

　　3.5.1.2　加工調理場：指從事原料之切割、磨碎、混合或調配等處理作業之場所。

　　3.5.1.3　烹調場：指蒸、煮、煎、炒、炸及其他加熱處理之場所。

　　3.5.1.4　包裝室：指從事成品包裝之場所，包括內包裝室及外包裝室。

　　　3.5.1.4.1　內包裝室：指從事與產品內容物直接接觸之內包裝作業場所。

　　　3.5.1.4.2　外包裝室：指從事未與產品內容物直接接觸之外包裝作業場所。

　　3.5.1.5　內包裝材料之準備室：指不必經任何清洗消毒程序即可直接使用之內包裝材料，進行拆除外包裝或成型等之作業場所。

　　3.5.1.6　緩衝室：指原材料或半成品未經過正常製造流程而直接進入管制作業區，為避免管制作業區直接與外界相通，於入口處所設置之緩衝場所。

　3.5.2　管制作業區：指清潔度要求較高，對人員與原材料之進出及防止有害動物侵入等，須有嚴密管制之作業區域，包括清潔作業區及準清潔作業區。

　　3.5.2.1　清潔作業區：指成品貯存場及內包裝室等清潔度要求最高之作業區域。

　　3.5.2.2　準清潔作業區：指加工調理場等清潔度要求次於清潔作業區之作業區域。

　3.5.3　一般作業區：指原材料倉庫、原料處理場及餐具洗滌場所。

3.5.4　非食品處理區：指品管（檢驗）室、辦公室、更衣及洗手消毒室、廁所等，非直接處理食品之區域。

3.6　清洗：指去除塵土、殘屑、污物或其他可能污染食品之不良物質之處理作業。

3.7　消毒：指以符合食品衛生之化學藥劑及（或）物理方法，有效的殺滅有害微生物，但不影響食品品質或其安全之適當處理作業。

3.8　食品級清潔劑：指直接使用於清潔食品設備、器具、容器及包裝材料，且不得危害食品之安全及衛生之物質。

3.9　外來雜物：指在製程中除原料之外，混入或接觸於原料、半成品、成品或內包裝材料之污物或令人厭惡，甚至致使食品失去其衛生及安全性之物質。

3.10　有害動物：指會直接或間接污染食品或傳染疾病之小動物或昆蟲，如老鼠、蟑螂、蚊、蠅、臭蟲、蚤、蝨等。

3.11　有害微生物：指造成食品腐敗、品質劣化或危害公共衛生之微生物。

3.12　食品器具：指直接接觸食品或食品添加物之器械、工具或器皿。

3.13　食品接觸面：指直接或間接與食品接觸的表面，包括器具及與食品接觸之設備表面。間接的食品接觸面，係指在正常作業情形下，由其流出之液體會與食品或食品直接接觸面接觸之表面。

3.14　適當的：指在符合良好衛生作業下，為完成預定目的或效果所必須的（措施等）。

3.15　批號：指表示「批」之特定文字、數字或符號等，可據以追溯每批之經歷資料者，而「批」則以批號所表示在某一特定時段或某一特定場所，所生產之特定數量之產品。

3.16　標示：指標示於食品或食品添加物或食品級清潔劑之容器、包裝或說明書上用以記載品名或說明之文字、圖畫或記號。

3.17　隔離：場所與場所之間以有形之手段予以隔開者。

3.18　區隔：較隔離廣義，包括有形及無形之區隔手段。作業場所之區隔可以下列一種或一種以上之方式予以達成者，如場所區隔、時間區隔、控制空氣流向、採用密閉系統或其他有效方法。

4. 廠區環境

4.1　工廠不得設置於易遭受污染之區域，否則應有嚴格之食品污染防治措施。

4.2　廠區四周環境應容易隨時保持清潔，地面不得有嚴重積水、泥濘、污穢等有造成食品污染之虞者，以避免成為污染源。廠區之空地應舖設混凝土、柏油或綠化等，以防塵土飛揚並美化環境。

4.3　鄰近及廠內道路，應舖設柏油等，以防灰塵造成污染。

4.4　廠區內不得有足以發生不良氣味、有害（毒）氣體、煤煙或其他有礙衛生之設施。

4.5　廠區內禁止飼養禽、畜及其他寵物，惟警戒用犬除外，但應適當管理以避免污染食品。

4.6　廠區應有適當的排水系統，排水道應有適當斜度，且不得有嚴重積水、滲漏、淤泥、污穢、破損或孳長有害動物而造成食品污染之虞者。

4.7　廠區周界應有適當防範外來污染源侵入之設計與構築。若有設置圍牆，其距離地面至少 30 公分以下部分應採用密閉性材料構築。

4.8　廠區如有員工宿舍及附設之餐廳，應與製造、調配、加工、貯存食品或食品添加物之場所完全隔離。

5. 廠房及設施

5.1　廠房配置與空間

5.1.1　廠房應依作業流程需要及衛生要求，有序而整齊的配置，以避免交叉污染。

5.1.2　廠房應具有足夠空間，以利設備安置、衛生設施、物料貯存及人員作息等，以確保食品之安全與衛生。容器、器械等用具應有清潔衛生之貯放場所。

5.1.3　廠房面積應依下列三項因素來定位，並視需要增加：

5.1.3.1　員工人數與工作量。

5.1.3.2　供應餐盒之最大數量。

5.1.3.3　調理加工能力與設備。

5.1.4　廠房中應設原材料倉庫、原料處理場、餐具洗滌場所、調理場、烹飪場、餐具貯存場、包裝室及成品貯存場、辦公室、廁所、更衣室、洗手消毒室、品管室等場所。

5.1.5　製造作業場所內設備與設備間或設備與牆壁之間，應有適當之通道或工作空間，其寬度應足以容許工作人員完成工作（包括清洗和消毒），且不致因衣服或身體之接觸而污染食品、食品接觸面或內包裝材料。

5.1.6　檢驗室應有足夠空間，以安置試驗臺、儀器設備等，並進行物理、化學、官能及（或）微生物等試驗工作。微生物檢驗場所應與其他場所有效隔離。如有設置病原菌操作場所應嚴格有效隔離。

5.2　廠房區隔

5.2.1　凡使用性質不同之場所（如原料倉庫、材料倉庫、原料處理場、調理場及烹調場等）應各設置或加以有效區隔。

5.2.2　凡清潔度區分不同（如清潔、準清潔及一般作業區）之場所，應加以有效隔離（如下表）。

5.3　廠房結構

廠房之各項建築物應堅固耐用、易於維修、維持乾淨，並應為能防止食品、食品接觸面及內包裝材料遭受污染（如有害動物之侵入、棲息、繁殖等）之結構。

5.4　安全設施

5.4.1　廠房內配電必須能防水。

5.4.2　電源必須有接地線與漏電斷電系統。

5.4.3　高濕度作業場所之插座及電源開關宜採用具防水功能者。

5.4.4　不同電壓之插座必須明顯標示。

即食餐食工廠各作業場所之清潔度區分

廠房設施（原則上依製程順序排列）	清潔度區分	
●原料倉庫 ●材料倉庫 ●原料處理場 ●內包裝容器及（或）餐具洗滌場（註1）	一般作業區	
●加工調理場 ●烹調場 ●內包裝容器及（或）餐具貯存場 ●內包裝材料之準備室 ●緩衝室	準清潔作業區	管制作業區
●最終半成品之冷卻及貯存場所 ●內包裝室	清潔作業區	
●外包裝室 ●成品倉庫	一般作業區	
●品管（檢驗）室 ●辦公室（註2） ●更衣及洗手消毒室 ●廁所 ●其他	非食品處理區	
註：1.如採自動化洗滌設備者，其出口應設置於管制作業區內。 　　2.辦公室不得設置於管制作業區內（但生產管理與品管場所不在此限，惟須有適當之管制措施）。		

5.4.5　廠房應依消防法令規定安裝火警警報系統。

5.4.6　在適當且明顯之地點應設有急救器材和設備，惟必須加以嚴格管制，以防污染食品。

5.5　地面與排水

5.5.1　地面應用非吸收性、不透水、易清洗消毒、不藏污納垢之材料鋪設，且須平坦不滑，不得有侵蝕、裂縫及積水。

5.5.2　原料處理場、調理場、烹調場及包裝室等場所地面宜用環氧樹脂或其他適合之地板材料建築，其地面應有適當之排水斜度（應在 1/100 以上）及排水系統。

5.5.3　排水方向應由管制作業區流向一般作業區。

5.5.4　廢水應排至適當之廢水處理系統或經由其他適當方式予以處理。

5.5.5　作業場所之排水系統應有適當的過濾或廢棄物排除之裝置。

5.5.6　排水溝應保持順暢，且溝內不得設置其他管路。排水溝之側面和底面接合處應有適當之弧度(曲率半徑應在 3 公分以上)。

5.5.7　排水出口應有防止有害動物侵入之裝置。

5.5.8　屋內排水溝之流向不得由低清潔區流向高清潔區，且應有防止逆流之設計。

5.6　屋頂及天花板

5.6.1　製造、包裝、貯存等場所之室內屋頂應易於清掃，以防止灰塵蓄積，避免結露、長黴或成片剝落等情形發生。管制作業區及其他食品暴露場所（原料處理場除外）屋頂若為力霸等易藏污納垢之結構者，應加設平滑易清掃之天花板。若為鋼筋混凝土構築者，其室內屋頂應平坦無縫隙，而樑與樑及樑與屋頂接合處宜有適當弧度。

5.6.2　平頂式屋頂或天花板應使用白色或淺色防水材料構築，若噴塗油漆應使用可防黴、不易剝落且易清洗者。

5.6.3　蒸汽、水、電等配管不得設於食品暴露之直接上空，否則應有能防止塵埃及凝結水等掉落之裝置或措施。空調風管等宜設於天花板之上方。

5.6.4　樓梯或橫越生產線的跨道之設計構築，應避免引起附近食品及食品接觸面遭受污染，並應有安全設施。

5.6.5　烹飪場內之天花板至少要離地面 2.4 公尺以上。

5.7　牆壁與門窗

5.7.1　管制作業區之壁面應採用非吸收性、平滑、易清洗、不透水之淺色材料構築（但密閉式發酵桶等，實際上可在室外工作之場所不在此限）。且其牆腳及柱腳（必要時牆壁與牆壁間、

或牆壁與天花板間）應具有適當之弧度（曲率半徑應在 3 公分以上）以利清洗及避免藏污納垢。

5.7.2　作業中需要打開之窗戶應裝設易拆卸清洗之不生銹紗網，但清潔作業區內在作業中不得打開窗戶。管制作業區之室內窗檯，檯面深度如有 2 公分以上者，其檯面與水平面之夾角應達 45°以上，未滿 2 公分者應以不透水材料填補內面死角。

5.7.3　加工調理場、烹調場及包裝室對出入之門戶應裝設能自動關閉之紗門（必要時增設空氣簾）及（或）清洗消毒鞋底之設備（需保持乾燥之場所得設置換鞋設施）。門扉應以平滑、易清洗、不透水之堅固材料製作，並經常保持關閉。

5.7.4　管制作業區之入口處應裝設能自動關閉之紗門（或空氣簾），及（或）清洗消毒鞋底之設備（需保持乾燥之作業場所得設置換鞋設施）。門扉應以平滑、易清洗、不透水之堅固材料製作，並經常保持關閉。

5.8　照明設施

5.8.1　廠內各處應裝設適當的採光及（或）照明設施，照明設備以不安裝在食品加工線上有食品暴露之直接上空為原則，否則應有防止照明設備破裂或掉落而污染食品之措施。

5.8.2　一般作業區域之作業面應保持 110 米燭光以上，原料處理場、調理、烹調及包裝作業場所之作業面應保持 220 米燭光以上，檢查作業檯面則應保持 540 米燭光以上之光度，而所使用之光源應不致於改變食品之顏色。

5.9　通風設施

5.9.1　原料處理場、調理、烹調及包裝作業場所應保持通風良好，必要時應裝設風扇、抽風機等有效之換氣設施，以防止室內溫度過高、蒸氣凝結或異味等發生，並保持室內空氣新鮮。清潔作業區應裝設空氣調節設備。

5.9.2　烹飪場應有足夠之抽氣或排煙設備，所排出之油煙應處理至符合有關法定標準後，始可排除。

5.9.3　內包裝室應裝空氣調節設備。

5.9.4　管制作業區之排氣口及通風口應裝設防止有害動物侵入之裝置，而進氣口應有空氣過濾設備。兩者並應易於拆卸清洗或換新。

5.9.5　廠房內之空氣調節、進排氣或使用風扇時，其空氣流向不得由低清潔區流向高清潔區，以防止食品、食品接觸面及內包裝材料可能遭受污染。

5.10　供水設施

5.10.1　應能提供工廠各部所需之充足水量、適當壓力及水質之水。必要時，應有儲水設備及提供適當溫度之熱水。

5.10.2　儲水槽（塔、池）應以無毒、不致污染水質之材料構築，並應有防護污染之措施。

5.10.3　食品製造用水應符合飲用水水質標準，非使用自來水者，應設置淨水或消毒設備。

5.10.4　不與食品接觸之非飲用水（如冷卻水、污水或廢水等）之管路系統與食品製造用水之管路系統，應以顏色明顯區分，並以完全分離之管路輸送，不得有逆流或相互交接現象。

5.10.5　地下水源應與污染源（化糞池、廢棄物堆積場等）保持 15 公尺以上距離，以防污染。

5.11　洗手設施

5.11.1　應在原料處理場、調理場內及其他適當且方便之地點（如在管制作業區入口處、廁所及加工調理場等）設置足夠數目之洗手及乾手設備。必要時，應提供適當溫度之溫水或熱水及冷水並裝設冷熱水之水龍頭。

5.11.2　在洗手設備附近應備有液體清潔劑。必要時（如手部不經消毒有污染食品之虞者）應設置手部消毒設備。

5.11.3　洗手台應以不銹鋼或磁材等不透水材料構築，其設計和構造應不易藏污納垢而易於清洗消毒。

5.11.4　乾手設備應採用烘手器或擦手紙巾。如使用紙巾者，使用後之紙巾應丟入易保持清潔的垃圾桶內（最好使用腳踏開蓋式垃圾桶）。若採用烘手器，應定期清洗、消毒內部，避免污染。

5.11.5　水龍頭應採用腳踏式、肘動式或電眼式等開關方式，以防止已清洗或消毒之手部再度遭受污染。

5.11.6　洗手設施之排水，應具有防止逆流、有害動物侵入及臭味產生之裝置。

5.11.7　應有簡明易懂的洗手方法標示，且應張貼或懸掛在洗手設施鄰近明顯之位置。

5.12　洗手消毒室

5.12.1　管制作業區之入口處應設置獨立隔間之洗手消毒室。

5.12.2　室內除應具備 5.11 規定之設施外，並應有泡鞋池或同等功能之鞋底潔淨設備，惟需保持乾燥之作業場所得設置換鞋設施。設置泡鞋池時若使用氯化合物消毒劑，其有效游離餘氯濃度應經常保持在 200ppm 以上。

5.13　更衣室

5.13.1　應設於調理烹飪或包裝場所附近適當而方便之地點，並獨立隔間，男女更衣室應分開。室內應有適當的照明，且通風良好。即食餐食工廠之更衣室應與洗手消毒室相近。

5.13.2　應設於調理烹飪或包裝場所附近適當而方便之地點，並獨立隔間，男女更衣室應分開。室內應有適當的照明，且通風良好。更衣室應與洗手消毒室相近。

5.14　倉庫

5.14.1　應依原料、材料、半成品及成品等性質之不同，區分貯存場所，必要時應設有冷（凍）藏庫。

5.14.2　原材料倉庫及成品倉庫應隔離或分別設置，同一倉庫貯存性質不同物品時，亦應適當區隔。

5.14.3 倉庫之構造應能使貯存保管中的原料、半成品、成品的品質劣化減低至最小程度，並有防止污染之構造，且應以堅固的材料構築，其大小應足供作業之順暢進行並易於維持整潔，並應有防止有害動物侵入之裝置。

5.14.4 倉庫應設置數量足夠之棧板，並使貯藏物品距離牆壁、地面均在 5 公分以上，以利空氣流通及物品之搬運。

5.14.5 貯存易腐敗即食性成品之冷（凍）藏庫，應裝設可正確指示庫內溫度之指示計、溫度測定器或溫度自動記錄儀，並應裝設自動控制器或可警示溫度異常之自動警報器。

5.14.6 冷（凍）藏庫內應裝設可與監控部門聯繫之警報器開關，以備作業人員因庫門故障或誤鎖時，得向外界聯絡並取得協助。

5.14.7 倉庫應有溫度紀錄，必要時應記錄濕度。

5.15 廁所

5.15.1 應設於適當而方便之地點，其數量應足供員工使用。

5.15.2 應採用沖水式，並採不透水、易清洗、不積垢且其表面可供消毒之材料構築。

5.15.3 廁所內之洗手設施，應符合本規範 5.11 之規定且宜設在出口處附近。

5.15.4 廁所之外門應能自動關閉，且不得正面開向製造作業場所，但如有隔離設施及有效控制空氣流向以防止污染者不在此限（但門仍應能自動關閉）。

5.15.5 廁所應排氣良好並有適當之照明，門窗應設置不生銹之紗門及紗窗。

6. 機器設備

6.1 設計

6.1.1 所有食品加工用機器設備之設計和構造應能防止危害食品衛生，易於清洗消毒（儘可能易於拆卸），並容易檢查。應有使用時可避免潤滑油、金屬碎屑、污水或其他可能引起污染之物質混入食品之構造。

6.1.2 食品接觸面應平滑、無凹陷或裂縫，以減少食品碎屑、污垢及有機物之聚積，使微生物之生長減至最低程度。

6.1.3 設計應簡單，且為易排水、易於保持乾燥之構造。

6.1.4 輸送帶之設計與製造，應易於清洗，並使其能維持適當之衛生狀況。

6.1.5 排氣系統應有足夠能力排氣，避免直角彎曲，設計時應同時考慮須易於每日拆卸清洗。

6.1.6 工作檯面之設計應符合人體力學，且刀具、餐具、容器、砧板等之擺放應儘可能置於工作檯面之最近區域。

6.1.7 冷（凍）藏庫擺設之位置應儘可能遠離火源。

6.1.8 火源區域應裝設自動火源切斷系統。

6.1.9 在食品製造或處理區，不與食品接觸之設備與用具，其構造亦能易於保持清潔狀態。

6.2 材質

6.2.1 所有用於食品處理區及可能接觸食品之設備與器具，應由不會產生毒素、無臭味或異味、非吸收性、耐腐蝕且可承受重複清洗和消毒之材料製造，同時應避免使用會發生接觸腐蝕的不當材料。

6.2.2 食品接觸面原則上不可使用木質材料，除非其可證明不會成為污染源者方可使用。

6.2.3 工作檯面、水槽、調理檯面、調理器具、調理機械等應使用不銹鋼之材料。

6.3 生產設備

6.3.1 生產設備之排列應有秩序，且有足夠之空間，使生產作業順暢進行，並避免引起交叉污染，而各個設備之產能，務須互相配合。

6.3.2 用於測定、控制或記錄之測量器或記錄儀，應能適當發揮其功能且須準確，並定期校正。

6.3.3　以機器導入食品用於清潔食品接觸面或設備之壓縮空氣及其他氣體，應予適當處理，以防止造成間接污染。

6.3.4　工廠應具備之設備及其設置條件如下：

6.3.4.1　熱水供應設備：所供應之熱水或蒸汽應足以供應各設備所需，如屬鍋爐系統，應使用低污染燃料，且應與製造場所有效隔離。

6.3.4.2　洗手設備應有足夠之熱水供應。

6.3.4.3　調理機械設備及器具：

6.3.4.3.1　原料洗滌設備：蔬菜、水果之洗滌應有浸漬、沖洗及水流循環等功能為原則。洗滌槽應鋪設淡色磁磚或不銹鋼槽，並設供水、排水口及溢流裝置，供水高度不可低於浸洗槽之最高水面。

6.3.4.3.2　排氣（煙）設備：靠近蒸汽、熱氣、煙臭或油炸等油脂加熱處理之機器設備上，應裝設不銹鋼漏斗型氣罩、輸送管及抽氣馬達。抽氣之能力以完全能排氣為原則。油煙機應設有自動門柵，遇高溫時，能示警或自動切斷電源及導管，以防火苗蔓延。另應設有空氣補足系統，以補充換氣時所產生之局部低壓狀態，降低調理加工場附近之溫度及提高空氣之新鮮度。

6.3.4.3.3　刀具、砧板保管箱：為防止原料、中間製品及調理器具之相互污染，各作業區之器具應分開使用。並應有紫外線殺菌設備。

6.3.4.3.4　煎、煮、炒、炸等烹調設備：凡與油脂接觸之器具應以不銹鋼等影響油脂氧化較少之材質製成。油炸處理槽為調節油炸溫度，應有加熱調節裝置及濾油設備，以隨時去除懸浮物及油渣。

6.3.4.3.5　蒸汽加壓洗滌槍：每日調理加工終了後進行清洗消毒作業。

6.3.4.3.6　器具、餐具、器皿洗滌消毒設備：至少應具備三槽式洗滌裝置，且槽之大小應以能容納最大容器為原則。若以自動洗滌機洗滌者，則洗滌機應加裝溫度計、洗滌偵測及清潔劑自動添加器。

6.3.4.4　調理檯及調理工具：調理檯面及調理工具（如切片機、攪拌機、切角機、各形調配桶等）均應使用不銹鋼為材料，調理檯間行距不得少於 1.5 公尺。

6.3.4.5　砧板、菜刀：砧板、菜刀各在特定場所專用者，不可移到別處使用，砧板材料應採用食品級高密度合成樹脂，不可使用木製。不同用途之砧板、菜刀應以有色膠帶標記，以利於區分。

6.3.4.6　冷凍、冷藏設備：應設溫度指示計，且貯物容積宜在 70%以下，冷凍庫應有安全警示裝置。

6.3.4.7　製成品之保存設備，應以能保存在 7℃以下或 60℃以上為原則。

6.3.4.8　廢棄物處理設備：應遠離調理加工原料及包裝室。

6.4　品管設備

6.4.1　工廠應具有足夠之檢驗設備，供例行之品管檢驗及判定原料、半成品及成品之衛生品質。必要時，可委託具公信力之研究或檢驗機構代為檢驗廠內無法檢測之項目。

6.4.2　微生物檢驗設備包括：

6.4.2.1　顯微鏡（放大倍率 1000 倍以上）。

6.4.2.2　無菌操作箱。

6.4.2.3　定溫保溫箱。

6.4.2.4　高壓殺菌釜。

6.4.2.5　乾熱滅菌箱。

6.4.2.6　水浴槽。

6.4.2.7　分析天秤（感度 0.1 毫克以上）。

6.4.2.8　pH 值測定計。

6.4.2.9 　檢驗微生物所需之器具、培養基及藥品。

6.4.3 　一般品質檢驗之設備包括：

6.4.3.1 　澱粉性殘留物檢查設備。

6.4.3.2 　脂肪性殘留物檢查設備。

6.4.3.3 　烷基苯磺酸基（ABS）性殘留物檢查設備。

6.4.3.4 　暗箱式紫外線鑑別器。

6.4.3.5 　手電筒。

7. 組織與人事

7.1 　組織與職掌

7.1.1 　生產製造、品質管制、衛生管理、勞工安全管理及其他各部門均應設置負責人員，以督導或執行所負之任務。

7.1.2 　生產製造負責人專門掌管原料處理、加工製造及成品包裝工作。品質管制負責人專門掌管原材料、加工中及成品品質規格標準之制定與抽樣、檢驗及品質之追蹤管理等工作。衛生管理負責人（如屬食品衛生管理法第 22 條規定之食品製造工廠，應設置衛生管理人員）掌管廠內外環境及廠房設施衛生、人員衛生、製造及清洗等作業衛生及員工衛生教育訓練等事項。勞工安全管理負責人則掌管工廠安全與防護等工作。

7.1.3 　品質管制部門應獨立設置，並應有充分權限以執行品質管制任務，其負責人員應有停止生產或出貨之權限。

7.1.4 　品質管制部門應設置食品檢驗人員，負責食品一般品質與衛生品質之檢驗分析工作。

7.1.5 　應成立衛生管理組織，由衛生管理人員及各部門負責人等組成，負責規劃、審議、督導、考核全廠衛生事宜。

7.1.6 　生產製造負責人與品質管制負責人不得相互兼任，其他各部門人員均得視實際需要兼任。

7.1.7 　工廠應設衛生管理人員、營養調配人員及餐飲技術士。

7.2 　人員與資格

7.2.1　生產製造、品質管制、衛生管理及安全管理之負責人，應僱用大專相關科系畢業或高中（職）以上畢業具備食品製造經驗四年以上之人員。

7.2.2　食品檢驗人員以僱用大專相關科系畢業為宜或經政府證照制度檢定合格之食品檢驗技術士者，如為高中（職）或大專非相關科系畢業人員應經政府認可之專業訓練（食品檢驗訓練班）合格並持有結業證明者。

7.2.3　各部門負責人員及技術助理，應於到廠後三年內參加政府單位或研究機構、企業管理訓練單位等接受專業職前或在職訓練並持有結業證明。

7.2.4　食品衛生管理法第 22 條規定之食品工廠，應設置衛生管理人員，其資格及辦理事項應符合行政院衛生署「食品製造工廠衛生管理人員設置辦法」有關規定。

7.2.5　營養調配人員應為大專院校相關科系畢業，以執行團體膳食之菜單設計、營養評估、飲食建議、治療飲食及社區營養等職務。

7.2.6　餐飲技術士應具國家檢定合格證書，具經驗與衛生觀念，以執行烹調之技術。

7.3　教育與訓練

7.3.1　工廠應訂定年度訓練計畫據以確實執行並作成紀錄。年度計畫應包括廠內及廠外訓練課程，且其規劃應考量有效提昇員工對食品 GMP 之管理與執行能力。

7.3.2　對從事食品製造及相關作業員工應定期舉辦（可在廠內）食品衛生及危害分析重點管制（HACCP）系統之有關訓練。

7.3.3　各部門管理人員應忠於職責、以身作則，並隨時隨地督導及教育所屬員工確實遵照既定之作業程序或規定執行作業。

8. 衛生管理

8.1　衛生管理標準書之制定與執行

8.1.1　工廠應制定衛生管理標準書，以作為衛生管理及評核之依據，其內容應包括本章各節之規定，修訂時亦同。

8.1.2 應制定衛生檢查計畫，規定檢查時間及項目，確實執行並作成紀錄。

8.2 環境衛生管理

8.2.1 鄰近道路及廠內道路、庭院應隨時保持清潔。廠區內地面應保持良好維修、無破損、不積水、不起塵埃。

8.2.2 廠區內草木要定期修剪，不必要之器材、物品禁止堆積，以防止有害動物孳生。

8.2.3 廠房、廠房之固定物及其他設施應保持良好的衛生狀況，並作適當之維護，以保護食品免受污染。

8.2.4 排水溝應隨時保持通暢，不得有淤泥蓄積，廢棄物應作妥善處理。

8.2.5 應避免有害（毒）氣體、廢水、廢棄物、噪音等產生，以致形成公害問題。

8.2.6 廢棄物之處理，應依其特性酌予分類集存，易腐敗廢棄物至少應每天（開工時）清除一次，清除後之容器應清洗、消毒。

8.2.7 廢棄物放置場所不得有不良氣味或有害（毒）氣體溢出，應防有害動物之孳生及防止食品、食品接觸面、水源及地面遭受污染。

8.3 廠房設施衛生管理

8.3.1 廠房內各項設施應隨時保持清潔及良好維修，廠房屋頂、天花板及牆壁有破損時，應立即加以修補，且地面及排水設施不得有破損或積水。

8.3.2 原料處理場、調理場、烹調場、包裝室、廁所等，開工時應每天清洗（包括地面、水溝、牆壁等），必要時予以消毒。

8.3.3 作業中產生之蒸汽，不得讓其長時滯留廠內，應以有效設施導至廠外。

8.3.4 油煙機應設有自動門柵，遇高溫時，能示警或自動切斷電源及導管，以防止火苗蔓延。另應設有空氣補足系統，以補充

換氣時所產生之局部低壓狀態，降低烹調時附近場所之溫度及提高空氣之新鮮度。

8.3.5　燈具、配管、排煙管及馬達等外表，應保持清潔，並應定期清掃或清洗。

8.3.6　冷（凍）藏庫內應經常整理、整頓、保持清潔，並避免地面積水、壁面長黴等影響貯存食品衛生之情況發生。

8.3.7　製造作業場所及倉儲設施，應採取有效措施（如紗窗、紗網、空氣簾、柵欄或捕蟲燈等）防止或排除有害動物。

8.3.8　廠房內若發現有害動物存在時，應追查來源並杜絕其來源，但其撲滅方法以不致污染食品、食品接觸面及內包裝材料為原則（儘量避免使用殺蟲劑等）。

8.3.9　原料處理、加工調理、烹調、包裝、貯存食品等場所內，應設有集存廢棄物之不透水、易清洗、消毒（用畢即廢棄者不在此限）、可密蓋（封）之容器，並定時（至少每天一次）搬離廠房。反覆使用的容器在丟棄內容物後應立即清洗消毒。若有大量廢棄物產生時，應以輸送設施隨時迅速送至廠房外集存處理，並儘速搬離廠外，以防有害動物孳生及水源、地面等遭受污染。處理廢棄物之機器設備應於停止運轉時立即清洗消毒。

8.3.10　廠房內不得堆置非即將使用的原料、內包裝材料或其他物品。

8.3.11　清掃、清洗和消毒用機具應有專用場所妥善保管。

8.3.12　製造作業場所內不得放置或貯存有毒物質。

8.3.13　各作業區之落菌數控制標準如下：

作業區	*落菌數
清潔作業區	30 個以下
準清潔作業區	50 個以下
一般作業區	500 個以下

* 此為將盛有標準洋菜培養基的直徑 9 公分培養皿，在作業中平放打開 5 分鐘後，於 35℃ 培養 48±2 小時之菌落數（2-3 皿之平均值）。

8.3.14 若有貯水槽（塔、池），應定期清洗並每天（開工時）檢查
加氯消毒情形。使用非自來水者，每年至少一次應向政府認
可之檢驗機構檢驗一次，以確保其符合飲用水水質標準（鍋
爐用水，冷凍、蒸發機等冷卻用水，或洗地、澆花、消防等
用水除外）。

8.3.15 包裝室應有換氣及空氣過濾設施，地面應保持乾燥、清潔。

8.4 機器設備衛生管理

8.4.1 用於調理、烹飪、包裝、儲運之設備及器具，應每日每餐清
洗、消毒。

8.4.2 油煙機應每日清洗，不可有油污殘留。

8.4.3 油炸器具應每日將油汲出，並徹底清洗內外槽。

8.4.4 砧板及刀具應以顏色區分其用途，以免二次污染，並每日每
餐清洗。

8.4.5 用具及設備之清洗與消毒作業，應注意防止污染食品、食品
接觸面及內包裝材料。

8.4.6 所有食品接觸面，包括用具及設備與食品接觸之表面，應儘
可能時常予以消毒，消毒後要徹底清洗，以保護食品免遭消
毒劑之污染。

8.4.7 收工後，使用過之設備和用具，皆應清洗乾淨，若經消毒過，
在開始工作前應再予清洗（和乾食品接觸者除外）。

8.4.8 已清洗與消毒過之可移動設備和用具，應放在能防止其食品
接觸面再受污染之適當場所，並保持適用狀態。

8.4.9 與食品接觸之設備及用具之清洗用水，應符合飲用水水質
標準。

8.4.10 用於製造食品之機器設備或場所不得供做其他與食品製造無
關之用途。

8.5 人員衛生管理

8.5.1 手部應保持清潔，工作前應用清潔劑洗淨。凡與食品直接接
觸的工作人員不得蓄留指甲、塗指甲油或配戴飾物等。

8.5.2 若以雙手直接處理不再經加熱即行食用之食品時，應穿戴清潔並經消毒之不透水手套（但切割生鮮蔬果則將手部徹底洗淨及消毒即可）。戴手套前，雙手仍應清洗乾淨。

8.5.3 在調理、烹調、包裝場工作時，作業人員必須穿戴整潔之工作衣帽，以防頭髮、頭屑及外來夾雜物落入食品、食品接觸面或內包裝材料中，必要時需戴口罩。

8.5.4 工作中不得有抽煙、嚼檳榔或口香糖、飲食及其他可能污染食品之行為。不得使汗水、唾液或塗抹於肌膚上之化粧品或藥物等污染食品、食品接觸面或內包裝材料。

8.5.5 員工如患有出疹、膿瘡、外傷（染毒創傷）、結核病等可能造成食品污染之疾病者，不得從事與食品接觸之工作。新進人員應先經衛生醫療機構健康檢查合格後，始得僱用，僱用後每年至少應接受一次身體檢查，其檢查項目應符合「食品業者製造、調配、加工、販賣、貯存食品或食品添加物之場所及設施衛生標準」之相關規定。

8.5.6 應依標示所示步驟，正確的洗手或（及）消毒。

8.5.7 個人衣物應貯存於更衣室，不得帶入食品處理或設備、用具洗滌之地區。

8.5.8 工作前（包括調換工作時）、如廁後（廁所應張貼「如廁後應洗手」之警語標示），或手部受污染時，應清洗手部，必要時並予以消毒。

8.5.9 訪客之出入應適當管理。若要進入管制作業區時，應符合現場工作人員之衛生要求。

8.6 清潔和消毒用品之管理

8.6.1 用於清洗及消毒之藥劑，應證實在使用狀態下安全而適用。

8.6.2 凡食品及食品容器，嚴禁使用洗衣粉洗滌。

8.6.3 食品工廠內，除維護衛生及試驗室檢驗上所必須使用之有毒藥劑外，不得存放之。

8.6.4 清潔劑、消毒劑及危險藥劑應予明確標明並表示其毒性和使用方法，存放於固定場所且上鎖，以免污染食品，其存放與使用應由專人負責。

8.6.5 殺蟲劑及消毒劑之使用應採取嚴格預防措施及限制，以防止污染食品、食品接觸面或內包裝材料。且應由明瞭其對人體可能造成危害（包括萬一有殘留於食品時）的衛生管理人員使用或其監督下進行。

8.7 包裝材料之衛生管理

8.7.1 所使用之包裝材料對可能造成環境之污染應降至最低。

8.7.2 內容物溫度應符合衛生標準後，方可進行充填包裝。

8.7.3 供應之筷子，限用畢即丟棄。

8.8 運輸工具應每日清洗保持清潔，並定期消毒。

8.9 廢棄物之衛生管理

8.9.1 應遠離調理加工、原料及包裝場所。每餐工作完後，應立即將廢棄物搬至指定場所，固體和液體廢棄物應分開、分級處理。廢棄物如果直接危害人體者，應處理至符合標準後，始可排放。

8.9.2 以廚餘磨碎機處理廢棄物之工廠，如位於污水處理之有效區域內，可直接排入該下水道系統內。原則上應先經截油處理至排放標準，始可排放。

8.9.3 廚餘廢棄物交由清潔隊代運送或自行搬至處理廠處理，應先密封貯存，必要時予以冷藏，以防止廚餘發酵腐敗、發臭而使有害動物孳生。

9. 製程管理

9.1 製造作業標準書之制定與執行

9.1.1 工廠應制訂製造作業標準書，由生產部門主辦，同時須徵得品管及相關部門認可，修訂時亦同。

9.1.2　製造作業標準書應詳述配方、標準製造作業程序、製程管制標準（至少應含製造流程、管制對象、管制項目、管制標準值及注意事項等）及機器設備操作與維護標準。

9.1.3　應教育、訓練員工，建立危害分析重點管制（HACCP）系統之觀念，並依製造作業標準書執行作業，使能符合生產、衛生及品質管理之要求。

9.2　原料處理

9.2.1　不可使用在正常處理過程中未能將其微生物、有毒成分（例如樹薯中之氰成分）等去除至可接受水準之主原料或配料。來自廠內外之半成品或成品，當做原料使用時，其原料、製造環境、製造過程及品質管制等，仍應符合有關良好作業規範所要求之衛生條件。

9.2.2　原料使用前應加以目視檢查，必要時加以選別，去除具缺點者及外來雜物等。

9.2.3　生鮮原料，必要時應予清洗，其用水應符合飲用水水質標準。用水若再循環使用時，應適當消毒，必要時加以過濾，以免造成原料之二次污染。

9.2.4　成品不再經加熱處理即可食用者，應嚴格防範微生物再污染。

9.2.5　合格之原料與不合格者，應分別貯放，並作明確標識。

9.2.6　原料之保管應能使其免遭污染、損壞，並減低品質劣化於最低程度。凍藏者應保持在$-18°C$以下；冷藏者應保持在$7°C$以下、凍結點以上。

9.2.7　原料及添加物等應依先進先出之原則使用，冷凍原料解凍時應在能防止品質劣化之條件下進行。

9.3　製造作業

9.3.1　所有食品製造作業（包括包裝與貯存），應符合安全衛生原則，並應快速而儘可能減低微生物之可能生長及食品污染之情況和管制下進行。

9.3.2　食品製造作業應嚴密控制物理條件（如時間、溫度、水活性、pH、壓力、流速等）及製造過程（如冷凍、冷藏、脫水、熱處理及酸化等），以確保不致因機械故障、時間延滯、溫度變化及其他因素使食品腐敗或遭受污染。

9.3.3　生食用之蔬菜應以有效餘氯為 10ppm 以上之氯液或其他有效方法浸漬處理後，再以流動清水洗淨。

9.3.4　蔬菜、水果之清洗處理：

9.3.4.1　所供應之水果應儘可能為須去皮者。若為不須去皮者，則應以刷子細刷水果表面，再以流水洗淨。

9.3.4.2　洗滌蔬菜時，應先以流水浸泡 2 分鐘以上，再以清流水洗淨，不可以用清潔劑洗滌。

9.3.5　應採取有效方法，以防止加工中或貯存中食品被原料或廢料等污染。

9.3.6　用於輸送、裝載或貯存原料、半成品、成品之設備、容器及用具，其操作、使用與維護，應使製造或貯存中之食品不致受污染。與原料或污染物接觸過的設備、容器及用具，除非經徹底的清洗和消毒，否則不可用於處理食品成品。盛裝加工中食品之容器不可直接放在地上，以防水濺污染或由器底外面污染所引起之間接污染。如由一般作業區進入管制作業區應有適當之清洗與消毒措施，以防止食品遭受污染。

9.3.7　加工中與食品直接接觸之冰塊，其用水應符合飲用水水質標準，並在衛生條件下製成者。

9.3.8　應採取有效措施以防止金屬或其他外來雜物混入食品中。本項要求可以：篩網、捕集器、磁鐵、電子金屬檢查器或其他有效方法達成之。

9.3.9　需作殺菁處理者，應嚴格控制殺菁溫度（尤其是進出口部位之溫度）和時間並快速冷卻，迅速移至下一工程，同時定期清洗該設施，防止耐熱性細菌之生長與污染，使其污染降至

　　　　　最低限度。已殺菁食品在裝填前若需冷卻，其冷卻水應符合
　　　　　飲用水水質標準。

9.3.10　內包裝材料應選用在正常儲運、銷售過程中可適當保護食
　　　　　品，不致於有害物質移入食品並符合衛生標準者。使用過者
　　　　　不得再用，但玻璃瓶及不銹鋼容器（如用於包裝即食餐食）
　　　　　等不在此限，惟再使用前應徹底清洗消毒、再洗淨和檢查。

9.4　應使用食品級白色塑膠砧板

9.4.1　若為切、割用途時，應使用 HDPE、HDPP 或其他可用之塑膠
　　　　質砧板。

9.4.2　若為砍、剁用途時，應使用 Nylon6、Nylon66 或其他可用之
　　　　塑膠質砧板。

9.5　油炸油之使用

9.5.1　防止油脂快速氧化，應避免不必要之加熱。

9.5.2　油炸時，應隨時把油炸過程產生之懸浮物質或沉澱之油渣加
　　　　以去除。

9.5.3　每日應將油炸油以有效方法濾過。

9.6　油炸油之劣化：當油炸油品質達於下列任一狀況時，可以確認已
　　　劣化至不可再使用之程度，應全部更新。

9.6.1　發煙點溫度低於 170℃時。

9.6.2　泡沫又多又大且有顯著異味時。

9.6.3　酸價超過 2.5 時。

9.6.4　色深且又黏漬時。

9.7　加工調理作業

9.7.1　自冷凍冷藏庫取出之食品應於 4 小時內烹調妥當。

9.7.2　調理場中之食品及移動性之器具至少應離地面 30 公分以上，
　　　　以免為水濺而污染。

9.7.3　前處理後之原料應在 2 小時內加工調理完畢。

9.7.4 生、熟食品（或果蔬和其他食品）不可在同一工作檯或使用同一機器、用具，由同一工作人員（除非清洗消毒手部並換工作衣）處理（但由熟食轉至生鮮處理則不在此限）。

9.8 餐盒食品之調製與管理

9.8.1 為防止腐敗，各種配菜儘可能在同時間內加工調理。

9.8.2 裝入餐盒之食品，必須為剛烹調者。冷凍或冷藏保存之調理食品，必須經有效加熱後，始得裝盒。

9.8.3 餐盒應予個別包裝。

9.8.4 裝妥之餐盒應於 4 小時內出售。但冷藏、冷凍保存者不在此限。

9.8.5 筷子、牙籤及紙巾等附屬品應符合衛生要求。

9.8.6 基於環境保護之因素，應使用低污染性之容器包裝。

9.8.7 即食餐食工廠不得委由其他未經 GMP 或 CAS 認證之工廠代工製造即食餐食產品。

9.8.8 即食餐食工廠每日生產數量不得超過其產能，各廠之產能應提報認證執行機構評估確認。

10. 品質管制

10.1 品質管制標準書之制定與執行

10.1.1 工廠應制定品質管制標準書，由品管部門主辦，經生產部門認可後確實遵循，以確保生產之食品適合食用。其內容應包括本規範 10.2 至 10.7 之規定，修訂時亦同。

10.1.2 檢查所用之方法如係採用經修改過之簡便方法時，應定期與標準法核對。

10.1.3 製程上重要生產設備之計量器（如溫度計、壓力計、秤量器等）應訂定年度校正計畫，並依計畫校正與記錄。標準計量器以及與食品安全衛生有密切關係之加熱殺菌設備所裝置之溫度計與壓力計，每年至少應委託具公信力之機構校正一次，確實執行並作成紀錄。

10.1.4 品質管制紀錄應以適當的統計方法處理。

10.1.5　工廠須備有各項相關之現行法規或標準等資料。

10.2　合約管理

工廠應建立並維持合約審查及其業務協調之各項書面程序。

10.2.1　合約審查

在接受每一份訂單時，應對要求條件加以審查，以確保要求事項已適切的明文規定，並有能力滿足所要求之事項。

10.2.2　合約修訂

在履行合約或訂單中，遇有修訂時，應將修訂後之紀錄正確的傳送到有關部門，並按照修訂後之內容執行作業。

10.3　原材料之品質管制

10.3.1　原材料之品質管制，應建立其原材料供應商之評鑑及追蹤管理制度，並詳訂原料及包裝材料之品質規格、檢驗項目、驗收標準及抽樣計畫（樣品容器應予適當標識）及檢驗方法等，並確實實行。

10.3.2　每批原料須經品管檢查合格後，方可進廠使用。

10.3.3　原料可能含有農藥、重金屬、抗生素、磺胺劑或黃麴毒素等時，應確認其含量符合相關法令之規定後方可使用。

10.3.4　內包裝材料應定期由供應商提供安全衛生之檢驗報告，惟有改變供應商或規格時，應重新由供應商提供檢驗報告。

10.3.5　食品添加物應設專櫃貯放，由專人負責管理，注意領料正確及有效期限等，並以專冊登錄使用之種類、衛生單位合格字號、進貨量及使用量等。其使用應符合衛生署「食品添加物使用範圍及用量標準」之規定。

10.3.6　包裝材料其接觸食品之表面不得印刷油墨。

10.3.7　食品添加物之秤量與投料應建立重複檢核制度，確實執行並作成紀錄。

10.3.8　對於委託加工者所提供之原材料，其貯存及維護應加以管制，如有遺失、損壞、或不適用時，均應加以記錄，並通報委託加工者做適當之處理。

10.3.9　即食餐食工廠宜使用經 GMP 或 CAS 認證工廠所生產的原材料或半成品進行加工，且不得外購違章工廠產製之現成菜餚作為配菜。若需外購半成品時，應以具有工廠登記證之合格工廠為限，且於配膳前應先予復熱，使中心溫度達 75℃以上。

10.4　調理烹調中之品質管制

10.4.1　應找出加工中之重要安全、衛生管制點，並訂定檢驗項目、檢驗標準、抽樣及檢驗方法等確實執行並作成紀錄。

10.4.2　製造中之檢驗結果，發現異常現象時，應迅速追查原因並加以矯正。

10.4.3　調理烹調中與食品有直接接觸之冰塊，其用水應符合飲用水水質標準，並在衛生條件下製成。

10.4.4　調理烹調中，油脂如有劣變，應隨時更換。

10.4.5　凡處理不需加工即可食用之食品，必須著衛生手套（但切割生鮮蔬果則將手部徹底洗淨及消毒即可）並隨時檢查其品質。

10.4.6　應絕對避免調理烹調中造成二次污染。

10.4.7　調理烹調中，如發現異常現象，應隨時採取應變處理並追溯原料品質。

10.5　成品之品質管制

10.5.1　應建立成品之採樣和分析標準，以保證每一批成品之品質符合我國有關法令之要求。

10.5.2　成品之品質管制，應規定成品之品質規格、檢驗項目、檢驗標準、抽驗及檢驗方法。

10.5.3　應至少每半年主動採取樣品送至有關檢驗機構檢測有無病原菌，並請當地衛生單位進行輔導及建議。

10.5.4　每批成品出貨前，應有檢查紀錄，不合格者，應加以適當處理。

10.5.5　製成品若發現含有有害病原菌，應即停止生產、出貨，並對從業人員的個人衛生、加工流程中之設備管理及容器等項目進行徹底檢查，直到找出原因並加以改善為止。

10.5.6　應訂定成品留樣保存計畫，每批成品應留樣保存乙份（以 PE 保鮮膜包妥後置於 7℃以下保存 48 小時）以備查。

10.6　容器洗滌及材料之管制

10.6.1　洗滌容器時，應隨時檢查水溫是否符合要求（例如在三槽式，第一槽 40～50℃，第三槽 80℃以上為適當）。

10.6.2　容器檢查項目至少應包括澱粉、脂肪、蛋白質殘留量檢驗以及大腸桿菌之檢驗。

10.6.3　應隨時檢查衛生筷有無發黴、污斑。衛生筷表面應平滑不粗糙。

10.6.4　供顧客擦拭用之紙巾應無油墨印刷於表面。

10.7　檢驗狀況

原材料、半成品、最終半成品及成品等之檢驗狀況，應予以適當標示及處理。

11. 倉儲與運輸管制

11.1　乾貨貯藏庫設計原則

11.1.1　貯藏方式及環境應避免日光直射、雨淋、激烈的溫度或濕度變動與撞擊等，以防止食品成分、含量、品質及純度受到不良影響，而將食品品質劣化程度保持在最低限度。

11.1.2　原料處理場、加工調理場、烹調場之水管或蒸汽管應避免穿越此區域。若是無法避免則必須施以絕緣處理。

11.1.3　須設有各式存放棚架之不銹鋼棚架或網架，所有貯存物品不可直接放置地板上，各種存物架之底層距地面至少 20 公分高。

11.1.4　貯存量最好以四天至一週為標準庫存量，以避免因貯存太久引起較大的品質劣化。若情況特殊有適當保管措施者不在此限。

11.1.5　貯存架最好部分裝設腳輪，以利搬運及清洗。

11.2　原材料倉庫：原材料應分開貯存，且庫內應保持涼爽通風。

11.2.1　出入之貨品其日期、數量應有明確的登記，並宜遵行先進先出之原則。

11.2.2　應定期清理，以保持清潔。

11.3　冷凍、冷藏設備：冷（凍）藏庫為原料、調理食品及半調理食品貯存之場所，其管理可分溫度控制及防止二次污染兩部分。

11.3.1　溫度控制

11.3.1.1　設溫度指示器，以確保冷藏庫溫度在 7℃以下，冷凍庫溫度在－18℃以下。

11.3.1.2　庫內物品須排列整齊，其裝置容量應在 70%以下，以使冷氣充分循環。

11.3.1.3　盡量減少開門次數與時間。

11.3.1.4　經常除霜，以確保冷（凍）藏力。

11.3.1.5　冷凍庫需有安全裝置。

11.3.1.6　遠離熱源。

11.3.2　防止二次污染

11.3.2.1　定期清洗、消毒，以確保清潔。

11.3.2.2　蔬菜、水產、畜產等原料或製成品應分開貯存，以避免交互污染。若在同一庫內，應分別加以適當包裹。

11.3.2.3　熟食品應先以容器分裝後密封或經包裝後冷（凍）藏。

11.3.2.4　應設有不銹鋼棚架、食物不得相疊置放，以避免污染。

11.3.2.5　貯存時間應在保存期間內，且貨品應遵行先進先出的原則。

11.3.2.6　不得放置非食品類之物品。

11.3.2.7　照明設備應有保護裝置。

11.3.2.8　冷凍食品經解凍後，不可以再重新冷凍。

11.4　成品倉庫

11.4.1　應設有不銹鋼棚架。

11.4.2　若製成品無法立即運輸，成品倉庫內應有冷藏設備。

11.4.3　若製成品須冷凍冷藏貯存時，應以小容器包裝貯存，以使成品中心溫度能快速達到所要求標準。

11.5　運輸管理

11.5.1 裝運工具應消毒並保持清潔，產品輸送應避免直接日曬。

11.5.2 成品出廠前應檢驗合格，方可出貨。

11.5.3 配送的距離應做適當合理的安排。

11.5.4 應直接由廠方派出或定有責任契約的人員配送，不可交由其他無關人員輸送，以確保安全。

11.5.5 若配送地區有交通堵塞或路途遙遠之顧慮時，應有保溫或冷藏之裝置。

11.6 倉儲及運輸紀錄

　　物品之倉儲應有存量紀錄，成品出廠應作成出貨紀錄，內容應包括批號、出貨時間、地點、對象、數量等，以便發現問題時，可迅速回收。

12. 標示

12.1 標示之項目及內容應符合「食品衛生管理法」；該法未規定者，適用其他中央主管機關相關之法令規章之規定。

12.2 零售成品應以中文及通用符號顯著標示下列事項並宜加框集中標示：（包括標示順序）

12.2.1 品名：應使用國家標準所定之名稱，無國家標準名稱者，得自定其名稱。自定其名稱者，其名稱應與主要原料有關。

12.2.2 內容物名稱及重量、容量或數量。

12.2.3 食品添加物名稱。

12.2.4 製造廠商名稱、地址及消費者服務專線或製造工廠電話號碼。

12.2.5 有效日期，或製造日期及有效日期，或保存期間及有效日期；惟標示有效日期者，其品質管制標準書須載明該產品之保存期間。經中央主管機關公告指定須標示製造日期、保存期限或保存條件者，應一併標示之。本項方法應採用印刷方式，不得以標籤貼示。

12.2.6 批號：以明碼或暗碼表示生產批號，據此可追溯該批產品之原始生產資料。

12.2.7 食用說明及調理方法：視需要標示。

12.2.8　其他經中央主管機關公告指定之標示事項。

12.3　成品宜標示商品條碼（Bar code）。

12.4　外包裝容器標示有關批號，以利倉儲管理及成品回收作業。

12.5　以容器包裝之餐盒食品應標示於容易見到的地方。

12.6　為確保製品之溫度管理，有必要讓消費者及販賣者徹底瞭解食品的安全，工廠應在外包裝上標示「請立即食用」或「如未立即食用請於 7℃以下保存」等。

12.7　製品應標示「請勿直接暴露於陽光下」。

12.8　團體膳食或簡易包裝食品應逐批檢附出貨單，出貨單之標示內容應符合 12.6 之標示事項規定。

13. 客訴處理與成品回收

13.1　應建立客訴處理制度，對顧客提出之書面或口頭抱怨與建議，品質管制負責人（必要時，應協調其他有關部門）應即追查原因，妥予改善，同時由公司派人向提出抱怨或建議之顧客說明原因（或道歉）與致意。

13.2　成品回收

13.2.1　工廠應建立成品回收制度，以迅速回收出廠成品。

13.2.2　當工廠在獲知自己的產品發生食物中毒或有可疑之事情時，應立即通知當地衛生機關，並收集記錄下列事項後迅速採行對策。

13.2.2.1　客戶名、地址、電話號碼、製品名。

13.2.2.2　購買之正確時間及數量。

13.2.2.3　食用時間與發生異常之時間、地點。

13.2.2.4　發生異常之人數及異常之狀況。

13.2.2.5　聯絡者或來電通告者之姓名及住址。

13.2.3　成品回收應於確定異常狀況時同時進行。

13.2.4　成品回收應包括：名稱、批號、數量、回收理由、處置方式。

13.3　未售完退回之成品，應以廢棄物方式處理。

13.4　顧客提出之書面或口頭抱怨與建議及回收成品均應作成紀錄，並註明產品名稱、批號、數量、理由、處理日期及最終處置方式。該紀錄宜定期統計檢討分送有關部門參考改進。

14. 紀錄處理

14.1　紀錄

14.1.1　衛生管理人員除記錄定期檢查結果外，應填報衛生管理日誌，內容包括當日執行的清洗消毒工作及人員之衛生狀況，並詳細記錄異常矯正及再發防止措施。

14.1.2　品管部門對原料、加工與成品品管及客訴處理與成品回收之結果應確實記錄、檢討，並詳細記錄異常矯正及再發防止措施。

14.1.3　生產部門應填報製造紀錄及製程管制紀錄，並詳細記錄異常矯正及再發防止措施。

14.1.4　不可使用易於擦除之文具填寫紀錄，每項紀錄均應由執行人員及有關督導複核人員簽章，簽章以採用簽名方式為原則，如採用蓋章方式應有適當的管理辦法。紀錄內容如有修改，不得將原文完全塗銷以致無法辨識原文，且修改後應由修改人在修改文字附近簽章。

14.1.5　工廠之各種管制紀錄應以中文為原則。

14.2　紀錄核對

所有製造和品管紀錄應分別由製造和品管部門審核，以確定所有作業均符合規定，如發現異常現象時，應立刻處理。

14.2.1　工廠應將生產日報表（包括生產量與供應對象、外購半成品種類與數量、自主檢驗表、外購主食（米飯、麵食等）之種類和數量與外購現成菜餚處理紀錄表等），每十天彙送至認證執行機構備查，且執行機構得赴廠確認。

14.3　紀錄保存

工廠對本規範所規定有關之紀錄（包括出貨紀錄）至少應保存至該批成品之有效期限後一個月。

15. 管理制度之建立與稽核

15.1　工廠應建立整體有效之食品 GMP 管理制度，對組織及推動制度之設計及管理應具有整體性與協調性。

15.2　管理制度之稽核

15.2.1　工廠應建立有效之內部稽核制度，以定期或不定期之方式，藉由各級管理階層實施查核，以發掘工廠潛在之問題並加以合理之解決、矯正與追蹤。

15.2.2　擔任內部稽核之人員，須經適當之訓練，並作成紀錄。

15.2.3　工廠應建立有效之內部稽核計畫，並詳訂稽核頻率（以三個月一次為原則），確實執行並作成紀錄。

15.3　管理制度之訂定、修正及廢止

　　　工廠應建立食品 GMP 相關管理制度之訂定、修正及廢止之作業程序，以確保執行品質作業人員持有有效版本之作業文件，並確實據以執行。

16. 附則

16.1　本規範之內容與現行相關法令規定牴觸時，應依法令規定辦理。

16.2　本規範自核定日起實施，修正時亦同。

附錄五　食品安全管制系統

公告日期：中華民國九十七年五月八日

發文字號：衛署食字號〇九七〇四〇二五五二號令

一、食品安全管制系統（以下簡稱本系統）依食品衛生管理法（以下簡稱本法第二十條第一項之規定訂定之。

二、本系統為一鑑別、評估及控制食品安全危害之系統，援引危害分析重要管制點原理，管理原料驗收、加工、製造及貯運等全程之食品安全危害。

三、本系統專有名詞定義如下：

(一) 矯正措施：指當監測結果顯示重要管制點失控時，所採取之行動。

(二) 重要管制點：指一個點、步驟、或程序，如施予控制，則可預防、去除或減低危害至可接受之程度。

(三) 管制界限：指為防止、去除或降低重要管制點之危害至可接受之程度，所建立之物理、生物或化學之最低、最高或最低與最高值。

(四) 變異：變異係指管制界限失控。

(五) 危害分析重要管制點計畫：指為控制食物鏈中之重要管制點之食品。

(六) 危害：指食品中可能引起消費者不安全之生物、化學或物理性質。

(七) 危害分析：指收集或評估危害的過程，以決定哪些危害為顯著食品安）全危害及必須在危害分析重要管制點計畫書中說明。

(八) 監測：指觀察或測試控制危害分析重要管制點之活動，以評估重要管制點是否在控制之下，並產生供確認之正確紀錄。

(九) 防制措施：指可用以預防、去除或降低顯著危害所使用之物理性、化學性、生物性之任何活動。

(十) 食品相關科系（所）：指依本法第二十二條規定之食品衛生管理人員適用之科系（所）。

(十一) 驗效：指以科學與技術為根據，來判定安全危害分析重要管制點計畫，若正確執行時，是否能有效控制危害，驗效為確認之一部分。

(十二) 確認：係指除監測外之活動，包括驗效危害分析重要管制點計畫及決定危害分析重要管制點計畫是否被確實遵行。

四、食品業者應設立食品安全管制系統工作小組（以下簡稱管制小組）：

(一) 管制小組成員得由負責人或其授權人、品保、生產、衛生管理人員及其他幹部人員組成，至少三人，其中負責人或其授權人為必要之成員。

(二) 管制小組成員應接受經中央主管機關認可之訓練機構辦理之食品良好衛生規範及危害分析重要管制點相關訓練並領有合格證書者。

(三) 管制小組成員中至少一人應具備食品技師證書。本款施行日期自本系統發布日起四年後施行。

五、管制小組之職責：

(一) 鑑別及管理食品良好衛生規範相關紀錄。

(二) 訂定、執行及確認危害分析重要管制點計畫。

(三) 負責食品安全管制系統實施之溝通及鑑別所需資源。

六、危害分析：

(一) 食品業者應列出所有危害，並執行危害分析，以鑑別危害管制系統計畫書所列危害，決定危害之預防措施。

(二) 危害分析應依據已查證之產品描述、產品預定用途與現場相符之加工流程圖為基礎。

(三) 危害分析應鑑別危害之發生頻率及嚴重性，並考慮下列各種危害：

1.天然毒素危害。　　　　　5.藥物殘留危害。

2.微生物污染危害。　　　　6.動物疾病危害。

3.化學性污染危害。　　　　7.分解或劣變物質危害。

4.殺蟲劑危害。　　　　　　8.寄生蟲危害。

9.食品添加物危害。　　　　11.其他食品安全危害。

10.物理性危害。

七、決定重要管制點：

(一) 重要管制點之決定，應依據危害分析所獲得資料加以判定。

(二) 每一加工廠如其食品安全之危害、重要管制點、管制界限等基本上是相同時，則可歸為同一危害分析重要管制點計畫。

八、管制界限：每一重要管制點應建立管制界限。如可能時，管制界限應予驗效。

九、監測：應列出監測每一重要管制點之項目、方法、頻率及執行人，以即時防止管制界限失控。

十、矯正措施：

(一) 應針對每一重要管制點，訂定偏離管制界限時對應之矯正措施，管制措施應確保：

1.引起變異之原因已被矯正。

2.因異常所致危害健康或品質不良之產品未流入市面。

(二) 如發現無適合之矯正措施時，食品業者應執行下列事項：

1.隔離且留存受影響產品。

2.由授權具專業知識人員查核，以決定受影響產品出貨之可行性。

3.針對受影響的產品，應確保無異常所致危害健康或品質不良之產品流入市面；已流入市面者，應回收並採取矯正措施。

4.引起變異之原因已被矯正。

十一、確認：

(一) 確認程序應予建立。

(二) 如可能時，應對危害分析重要管制點計畫進行驗效。

(三) 藉由下列確認及內稽活動以決定食品安全管制系統是否有效執行。

1.內稽食品安全管制系統及其紀錄。

2.內稽變異及產品變異。

3.確定重要管制點在控制中。

(四) 對於所建立之危害分析重要管制點計畫必須實施確認，並確保有效執行。

(五) 當危害分析或危害分析計畫改變時，應對系統再確認。

十二、文件及紀錄：

(一) 危害分析重要管制點計畫應製成文件。

(二) 文件之發行、更新及廢止，必須經負責人或其授權人簽署，並核准實施。

(三) 紀錄應確實簽署，並註記日期。

(四) 文件與紀錄應保存至產品有效日期後六個月以上。

十三、訓練：

(一) 食品業者應鑑別各部門人員執行食品安全管制系統之訓練需求，據以執行，並做成紀錄。

(二) 管制小組成員每人至少每三年應接受中央主管機關認可之機構辦理本系統有關之專業訓練、研討、講習等課程，或會議或中央主管機關認可之課程，累計十二小時以上。

十四、本系統除已另定施行日期者外，自發布日施行。

附錄六　食品廣告標示解釋案例

　　衛生機關對於可能涉嫌違規之食品廣告標示案件，均視個案所傳達消費者訊息之整體表現，包括文字敘述、產品品名、圖案、符號等，綜合研判是否違反衛生相關法規。以下有關判例，因篇幅有限，謹摘錄其片段內容供參。

　　目前共有 325 個案例，詳細請上食品資訊網查閱。

食品廣告標示解釋案例

編號	食品廣告標示內容	違反情節	違反法規規定
1	有清血防栓成分	調節血脂功能之保健功效	健康食品管理法
2	預防及減輕高血脂症、血栓病	調節血脂之保健功效	健康食品管理法
5	含 OMEGA3，有助於降低膽固醇之作用，可預防心臟血管疾病	調節血脂之保健功效	健康食品管理法
6	可降低膽固醇、促進心臟及循環系統順暢	調節血脂之保健功效	健康食品管理法
31	標示應用範圍腸內異常發酵、便祕、消化不良整腸	腸胃道功能改善之保健功效 前三項為醫藥效能，「整腸」為調整腸胃功能之保健功效，整體意涵則違反健康食品管理法	健康食品管理法
32	宣稱為健康食品並具有調整胃、小腸、大腸三合一效果	腸胃道功能改善之保健功效	健康食品管理法
45	XXX 在增強身體免疫能力及調養體內功能正常的功效早已認識	免疫調節功能之保健功效	健康食品管理法

50	可維持細胞內的 GSH 含量，支持人體的免疫反應，同時並述及 GSH 能提高免疫力、維持體內免疫系統的正常活化	免疫調節功能之保健功效	健康食品管理法
56	保護肝臟	護肝功能之保健功效	健康食品管理法
57	糖尿病完全根治	調節血糖之保健功效	健康食品管理法
58	品名諧音「保血清」	調節血脂之保健功效，請業者改正	此為業者函詢案件
59	本產品為天然健康食品，含豐富蛋白質等	標示「健康食品」字樣	健康食品管理法
61	許可之健康食品宣稱完全無任何肝、腎副作用	涉及誇張易生誤解	健康食品管理法
63◎	可預防心血管疾病、提昇細胞自癒力、免疫功能	調節血脂及免疫調節能之保健功效	健康食品管理法
64◎	骨質疏鬆症的福音……修補骨質之最佳營養食品	改善骨質疏鬆之保健功效	健康食品管理法
65◎	消脂、預防糖尿病、酸性體質或容易感冒的人常飲綠茶能增強抵抗力，喝茶有助強化骨質、減緩骨質疏鬆現象，綠茶可防癌、預防心血管疾病、作為糖尿病的輔助療法、預防流感、防止口臭、防止老化、預防非酒精中毒性的老年癡呆症等	涉及誇大、醫療效能及健康食品之保健功效	健康食品管理法
321	鈣質+維生素 D3 留住骨本身體好	未違反規定	
322	體本對策	未違反規定	
323	羊奶甘溫、無毒	未違反規定	
324	可以天天帶給你好精神、好氣色	未違反規定	
325◎	「鎂、鈉、鉀、鈣共同維持心臟的正常功能」、「您維持骨骼健康的好夥伴」	未違反規定	

※註記◎者為「新增案例」

更新日期：97.06.17

附錄七　其他相關法規

1.食品衛生標準

2.烘焙食品工廠良好作業規範專則

3.食品添加物使用範圍及限量

4.食品製造工廠衛生管理人員設置辦法

5.健康食品管理法

6.健康食品管理法施行細則

7.健康食品工廠良好作業規範

8.健康食品器具容器包裝衛生標準

9.基因改造食品安全性評估方法

　以上資料請參閱食品資訊網（food.doh.gov.tw）

實踐大學數位出版合作系列
科普新知類　AB0012

食品衛生與安全

編 著 者 / 劉麗雲
統籌策劃 / 葉立誠
文字編輯 / 王雯珊
視覺設計 / 賴怡勳
執行編輯 / 蔡曉雯
圖文排版 / 黃莉珊

發 行 人 / 宋政坤
法律顧問 / 毛國樑　律師
出版發行 / 秀威資訊科技股份有限公司
　　　　　114 台北市內湖區瑞光路 76 巷 65 號 1 樓
　　　　　電話：+886-2-2796-3638　傳真：+886-2-2796-1377
　　　　　http://www.showwe.com.tw
劃撥帳號 / 19563868　戶名：秀威資訊科技股份有限公司
　　　　　讀者服務信箱：service@showwe.com.tw
展售門市 / 國家書店（松江門市）
　　　　　104 台北市中山區松江路 209 號 1 樓
　　　　　電話：+886-2-2518-0207　傳真：+886-2-2518-0778
網路訂購 / 秀威網路書店：http://www.bodbooks.tw
　　　　　國家網路書店：http://www.govbooks.com.tw

2011 年 01 月 BOD 一版
2011 年 07 月 BOD 二版
定價：320 元

國家圖書館出版品預行編目

食品衛生與安全 / 劉麗雲編著. -- 一版. -- 臺北
市: 秀威資訊科技, 2011.01
 面 ； 公分. -- (實踐大學數位出版合作系列.
科普新知類 ; AB0012)
 BOD 版

ISBN 978-986-221-614-9 (平裝)

 1. 食品衛生　2. 食品衛生管理

412.25　　　　　　　　　　　　99017926

讀者回函卡

感謝您購買本書，為提升服務品質，請填妥以下資料，將讀者回函卡直接寄回或傳真本公司，收到您的寶貴意見後，我們會收藏記錄及檢討，謝謝！如您需要了解本公司最新出版書目、購書優惠或企劃活動，歡迎您上網查詢或下載相關資料：http:// www.showwe.com.tw

您購買的書名：＿＿＿＿＿＿＿＿＿＿＿＿＿＿＿＿＿＿＿＿＿＿

出生日期：＿＿＿＿＿年＿＿＿＿＿月＿＿＿＿＿日

學歷：□高中 (含) 以下　　□大專　　□研究所 (含) 以上

職業：□製造業　□金融業　□資訊業　□軍警　□傳播業　□自由業
　　　□服務業　□公務員　□教職　　□學生　□家管　　□其它＿＿＿

購書地點：□網路書店　□實體書店　□書展　□郵購　□贈閱　□其他

您從何得知本書的消息？

　　□網路書店　□實體書店　□網路搜尋　□電子報　□書訊　□雜誌
　　□傳播媒體　□親友推薦　□網站推薦　□部落格　□其他＿＿＿＿＿

您對本書的評價：(請填代號　1.非常滿意　2.滿意　3.尚可　4.再改進)

　　封面設計＿＿＿　版面編排＿＿＿　內容＿＿＿　文／譯筆＿＿＿　價格＿＿＿

讀完書後您覺得：

　　□很有收穫　□有收穫　□收穫不多　□沒收穫

對我們的建議：＿＿＿＿＿＿＿＿＿＿＿＿＿＿＿＿＿＿＿＿＿＿

＿＿＿＿＿＿＿＿＿＿＿＿＿＿＿＿＿＿＿＿＿＿＿＿＿＿＿＿＿＿＿＿

＿＿＿＿＿＿＿＿＿＿＿＿＿＿＿＿＿＿＿＿＿＿＿＿＿＿＿＿＿＿＿＿

11466
台北市內湖區瑞光路 76 巷 65 號 1 樓

秀威資訊科技股份有限公司　　　收

BOD 數位出版事業部

....

（請沿線對折寄回，謝謝！）

姓　　名：＿＿＿＿＿＿＿＿　年齡：＿＿＿　性別：□女　□男

郵遞區號：□□□□□

地　　址：＿＿＿＿＿＿＿＿＿＿＿＿＿＿＿＿＿＿＿

聯絡電話：(日)＿＿＿＿＿＿＿＿　(夜)＿＿＿＿＿＿＿＿

E-mail：＿＿＿＿＿＿＿＿＿＿＿＿＿＿＿＿＿＿＿